世界一の眼科外科医がやさしく教える

今すぐ 視力を失わないためにできること

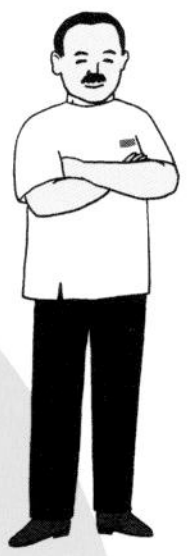

深作眼科院長
深作秀春

主婦の友社

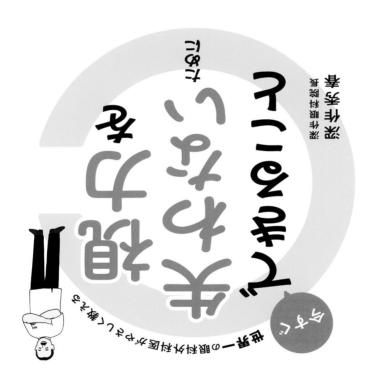

はじめに

日本中が新型コロナウイルス禍で社会の変革を必要としています。医学の世界でも、国際学会は時差があってもインターネットでライブ開催となりました。かつては、海外に行かねば学べなかった新しい知識や手術方法が、高速インターネットで紹介され、常に世界最先端の眼科治療の情報が取得可能になりました。

人間は、情報の9割が目から入るといわれています。新しい情報社会の時代では、私たちの目の機能がより重要になってくるのです。さらに、いまや100歳の長寿の時代といえども、実は目の寿命は60～70年とずっと短いために、私たちは目の寿命を延ばす工夫が必要なのです。

100歳まで長生きできても、目が不自由では生活の質を保つことができず、心豊かに暮らせません。また、その前に、正しくて新しい目の情報を知らないばかりに、病気になったり、治療が遅れたり、不適切な治療を受けて視力を失ってしまったりするかたも、残念ながら多くいらっしゃるのです。

そこで今回は、すべてのかたに、大切な目の真の情報を知ってほしくてこの本を書きました。

Ｐａｒｔ１では、目の構造や働き、そして目の病気の早期発見と治療に結びつく基本的知識を解説します。目は重要なのに、知識がないとそれだけで病気を招くのです。

Ｐａｒｔ２では、すぐに実践できる、目をよくする栄養や生活の知恵を解説します。これはご自分でできることばかりですので、目の病気予防に役立ててください。

Ｐａｒｔ３では、実際に受診するときに気をつけたいことと、最新の治療法について解説しています。いざ目の病気になったときに、最先端の治療について知識がないと、まちがった治療を受けることになり、視力を失いかねません。日ごろから、いつか起こるかもしれない目の病気のための、心と知識の準備が大切です。

この本では、眼科の専門知識をどなたにも理解いただけるように、イラストや図を使って工夫をしました。

ぜひお読みになり、日ごろから、目の健康を保つための生活をし、病気になったときは最もよい治療を受けるための正しい知識を身につけて、生涯よい視力を保つ道を選んでください。

目次

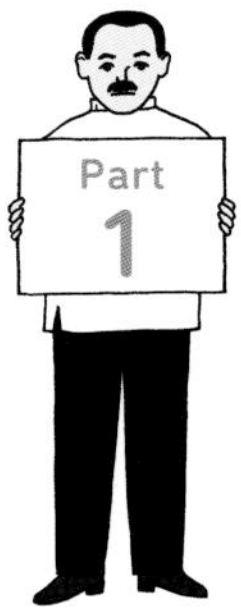

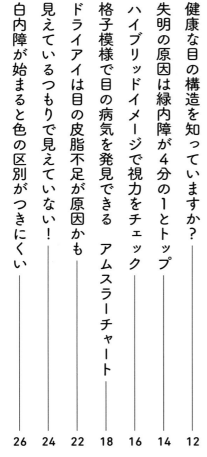

知っておきたい目と視力の基礎知識

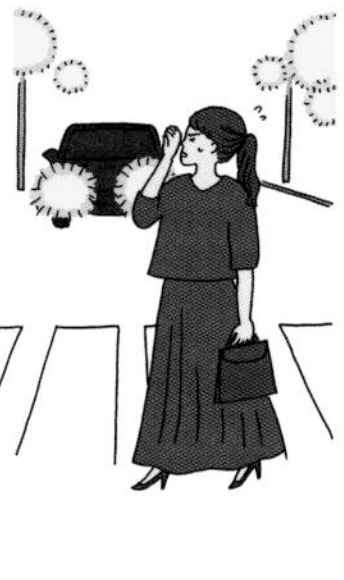

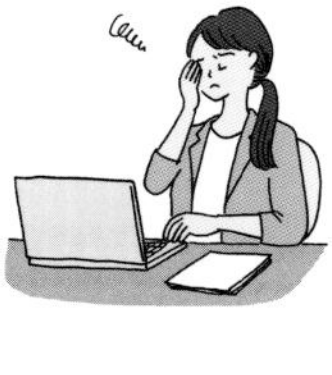

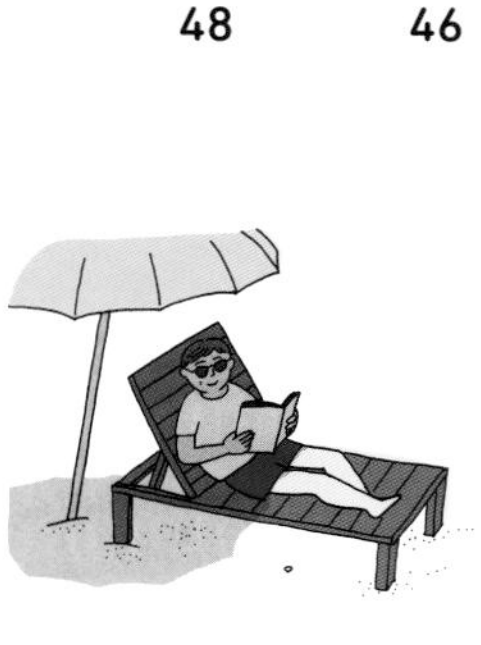

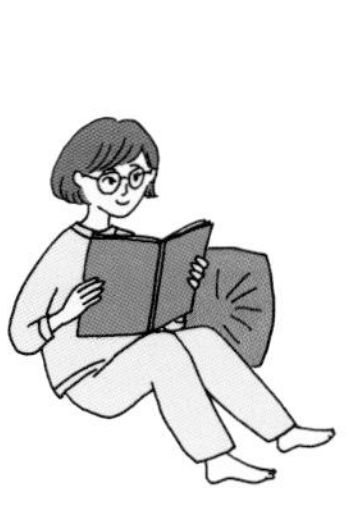

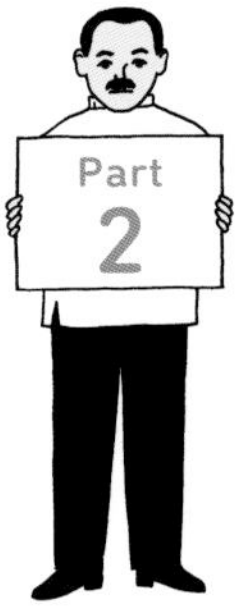

目の健康に役立つ暮らし方

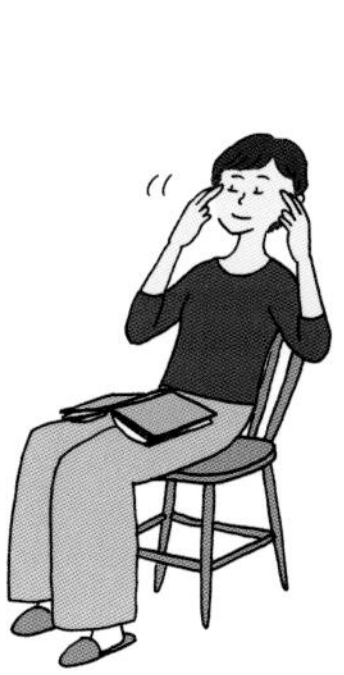

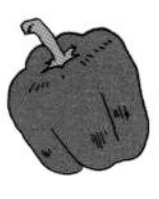

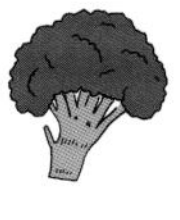

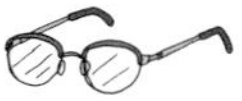

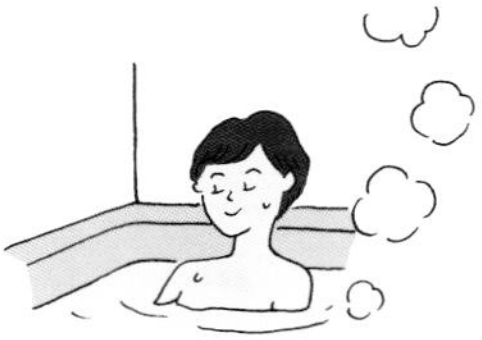

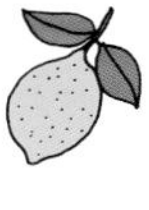

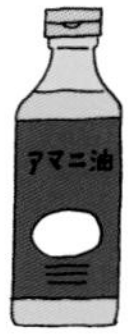
アマニ油

眼科で受ける後悔しない目の治療

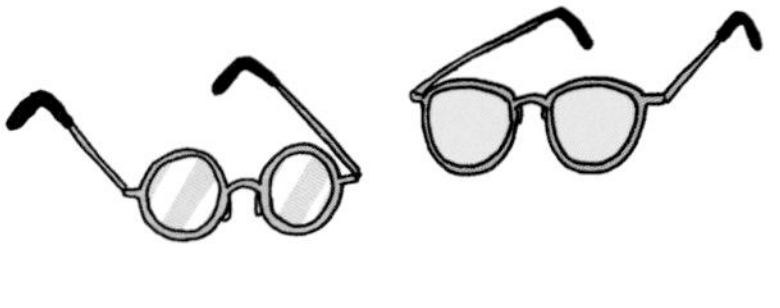

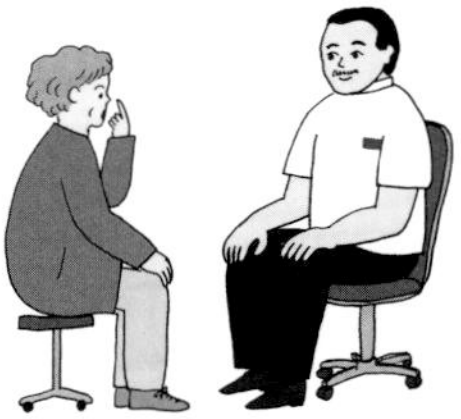

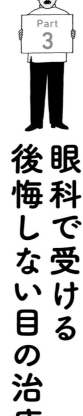

装丁・デザイン／細山田光宣、鈴木あづさ（細山田デザイン事務所）
カバー・本文イラスト・図版制作／ｔｅｎｔ
深作先生写真／鈴木正美（ｓｔｕｄｉｏ　ｏｒａｎｇｅ）
ＤＴＰ制作／鈴木庸子（主婦の友社）
編集担当／野崎さゆり・近藤祥子（主婦の友社）

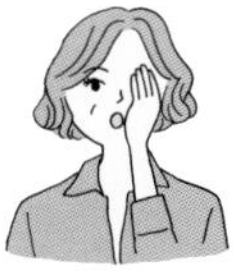

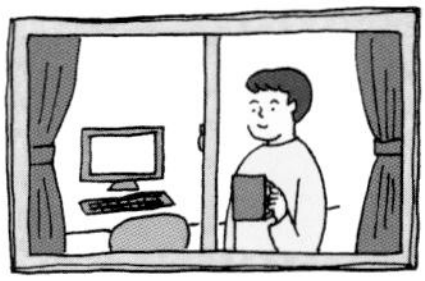

本書の使い方

本書は目の疲れが気になる人、視力の衰えを感じている人に向けた、
目にいい暮らし方と、病気の早期発見をサポートする一冊です。
「一生よく見える暮らし」のために本当に必要なことを集めたので、
ときどき読み返し、暮らしを見直してみてください。
調子が悪いときには、早く適切に受診するための道しるべになるはずです。

●Part1、Part2では目に負担をかけない暮らし方、目にいいと言われているけれど、本当はやってはいけない民間療法、目のトラブルを早期発見するためのチェック法などを紹介しています。目の寿命を延ばすために知っておいてほしいことばかりです。病気にならないためだけでなく、白内障や緑内障の手術を受けた人も、その後の視力を保つためにぜひ続けてください。

●スマホを使いすぎない、遠くを見る、紫外線をカットする、セルフチェックを欠かさないなど、目の負担を減らし、変化を見のがさない生活法はぜひ毎日の習慣にしてください。

●不足しがちな食材や栄養素をしっかりとるのは重要ですが、そればかり集中して食べても不調が改善するわけではありません。食事はバランスよくとりましょう。特に糖尿病や高血圧などで治療を行っている人は、医師や栄養士と相談し、バランスのよい食事をとりましょう。

●ツボ刺激やストレッチは気持ちがいい、目がスッキリすると感じる範囲で、好きなときに行うといいでしょう。ただし、持病を治療中の人は、念のため主治医に相談して行ってください。

●Part3では代表的な目の病気やその原因、症状などを紹介しています。事前に知っておくことで早く症状に気づく一助になれば幸いです。

●不調を感じたら、眼科を受診することが大切です。目の病気の種類は多く、加齢かなと思っていても重大な病気がひそんでいることもあります。おかしいと思ったら医療機関へ。よい眼科選びのポイントも紹介しています。

●目の病気の治療や手術については、正しい知識と情報をもって医療機関選びをしましょう。手術法や眼内レンズの種類などは日進月歩です。信頼のおける腕のよい眼科医のもと、ご自分で納得される最良の治療を受けてください。

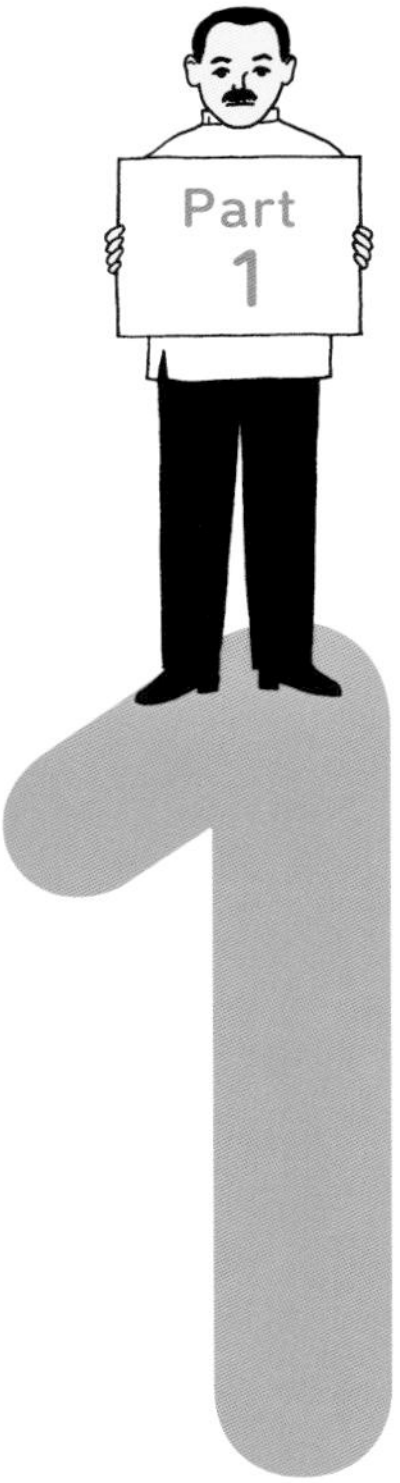

知っておきたい目と視力の基礎知識

目が不調になると暮らしの質を落とします。ですが、その原因やチェック法は案外知られていません。大切な目を守るためにまず知っておきたい基本です。

健康な目の構造を知っていますか？

視力について気になっていても、目の構造については意外に知らないのではありませんか？　光は角膜《かくまく》で屈折し、さらに水晶体《すいしょうたい》で屈折して、フィルムの役割をする網膜《もうまく》で像を結びます。これが電気信号となって視神経経由で脳へ伝達されます。屈折率を調整するのは毛様体筋《もうようたいきん》とチン小帯《しょうたい》と水晶体。毛様体筋が緊張してチン小帯がゆるみ、水晶体が自分の弾力でふくらむことによりレンズの厚みが増し、近くに焦点が合います（p.39参照）。光の量を調整するのが虹彩《こうさい》です。眼球の大部分を占めるのは、ほとんどが水分の無色透明のゼリーのような硝子体《しょうしたい》で、線維組織によって網膜に固定しています。網膜に酸素や栄養を供給するのが脈絡膜《みゃくらくまく》血管などの眼底組織です。これらのどこに不調が起きても視力に異常があらわれます。さらに、脳や心臓が頭蓋骨や肋骨で厳重に守られているのに対し、目はとても大切な臓器なのにむき出しです。外傷など外からの障害を受けやすいので、注意深く守らなければなりません。

POINT!

目は唯一むき出しの大切な臓器。常に危険にさらされている

目の構造はこんなふうになっている

**目の不調を伝えたり、医師から説明を聞くときに、
目のことがわからないと困ります。構造と働きを覚えておきましょう。**

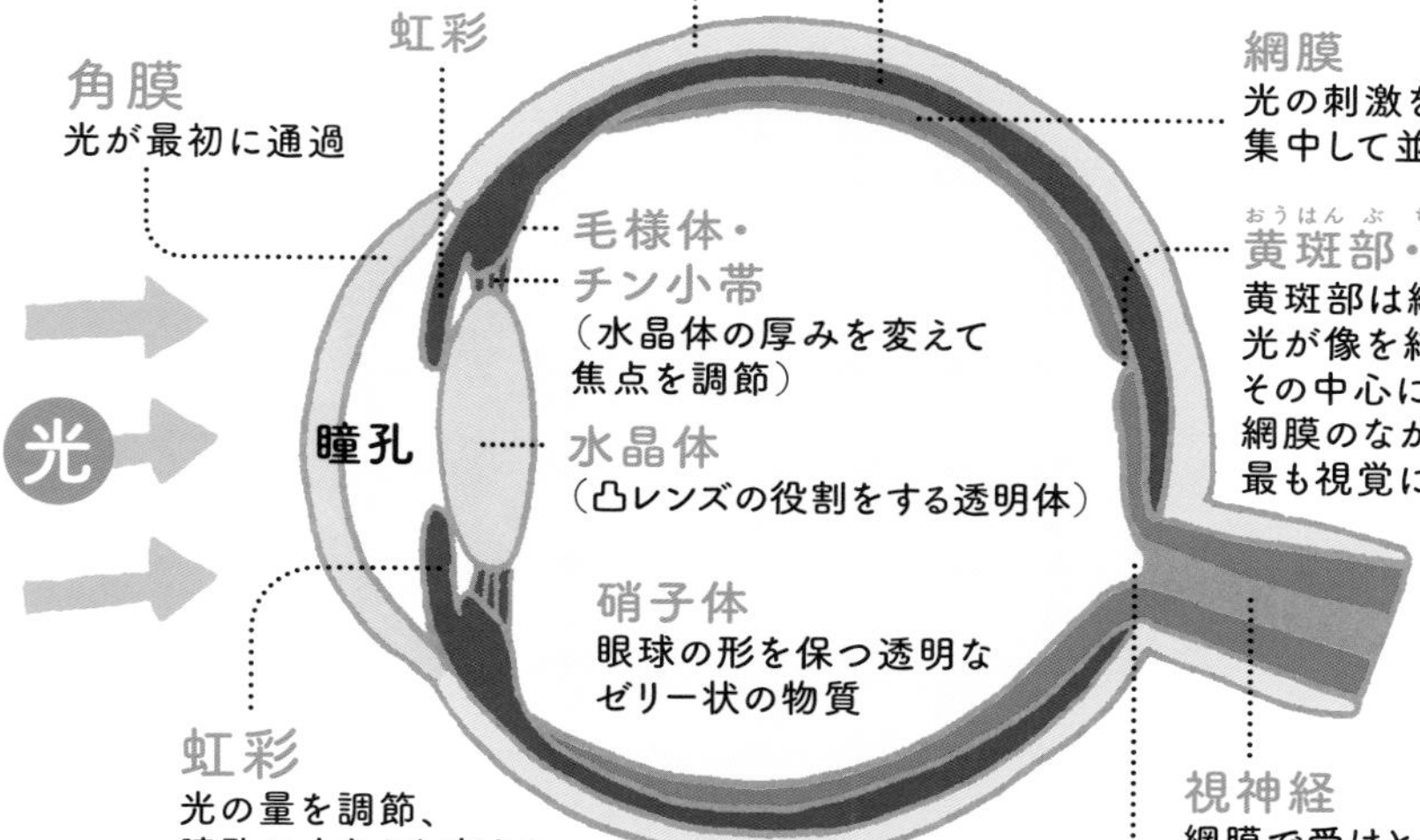
強膜
眼球を包んで
保護する丈夫な膜
脈絡膜
瞳孔以外からの
光を遮ると同時に、
眼球内部の細胞に
栄養と酸素を送っている
虹彩
角膜
光が最初に通過
網膜
光の刺激を感じる視細胞が
集中して並んでいる
毛様体・
チン小帯
（水晶体の厚みを変えて
焦点を調節）
黄斑部《おうはんぶ》・中心窩《ちゅうしんか》
黄斑部は網膜で
光が像を結ぶ部分。
その中心にある中心窩は、
網膜のなかで
最も視覚に関与する部分
光
瞳孔
水晶体
（凸レンズの役割をする透明体）
硝子体
眼球の形を保つ透明な
ゼリー状の物質
虹彩
光の量を調節、
瞳孔の大きさを変える
視神経
網膜で受けとった
光の刺激を電気信号
として脳に伝える
視神経乳頭《にゅうとう》
網膜に張りめぐらされた
神経が視神経に向けて
束になるところ

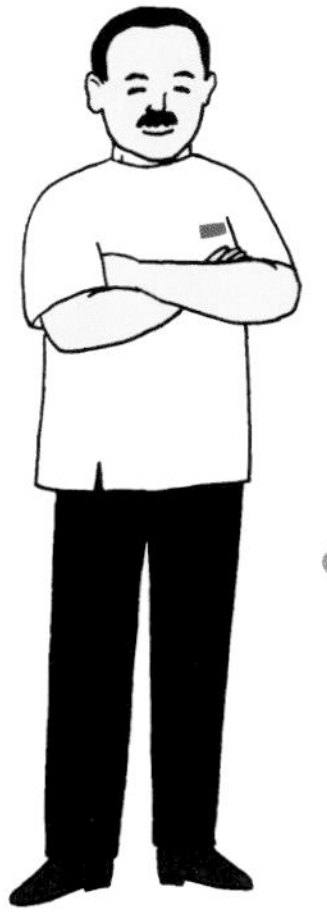
健康な人の目の構造です。
こんな重要な臓器が
むき出しなのです

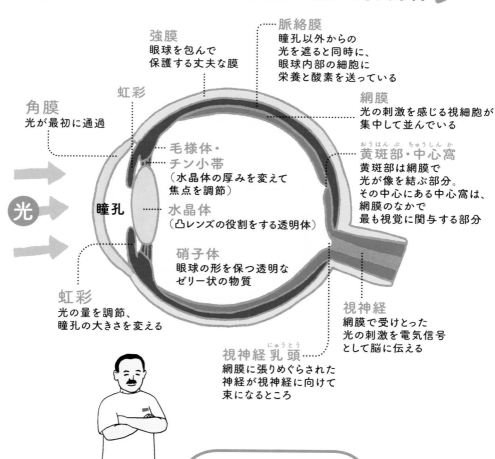

失明の原因は緑内障が4分の1とトップ

目が見えている人は、自分がある日、失明するなどとは考えてもいないでしょう。病気や事故で視力を失った人を気の毒には思っても、自分には起こるはずもないことだと考えているのではないでしょうか？

しかし、失明の危険性はだれにでもあります。しかも、緑内障《りょくないしょう》、白内障《はくないしょう》、網膜剥離《もうまくはくり》などの身近な目の病気が原因です。左ページに日本で失明により身体障害者認定を受けている人の、失明の原因の順位を紹介しました。どれも「年をとったらしかたがない……」と思うような、よく知られている目の病気ではないでしょうか？　逆に言えば正しい治療を受ければ失明しないですむということです。

目の不調を見のがさず、早く適切な治療を受ければ、目の寿命は延ばせます。自分の見え方に関心をもち、何かあれば、できるだけ早く信頼できる眼科外科医を受診しましょう。

POINT!

糖尿病性網膜症も甘く見てはいけない。
白内障で失明することもある！

身近な目の病気が失明原因

**トップは緑内障！　白内障を放置すると緑内障になることもあり、
これに糖尿病性網膜症を含めると失明原因の半数以上。**

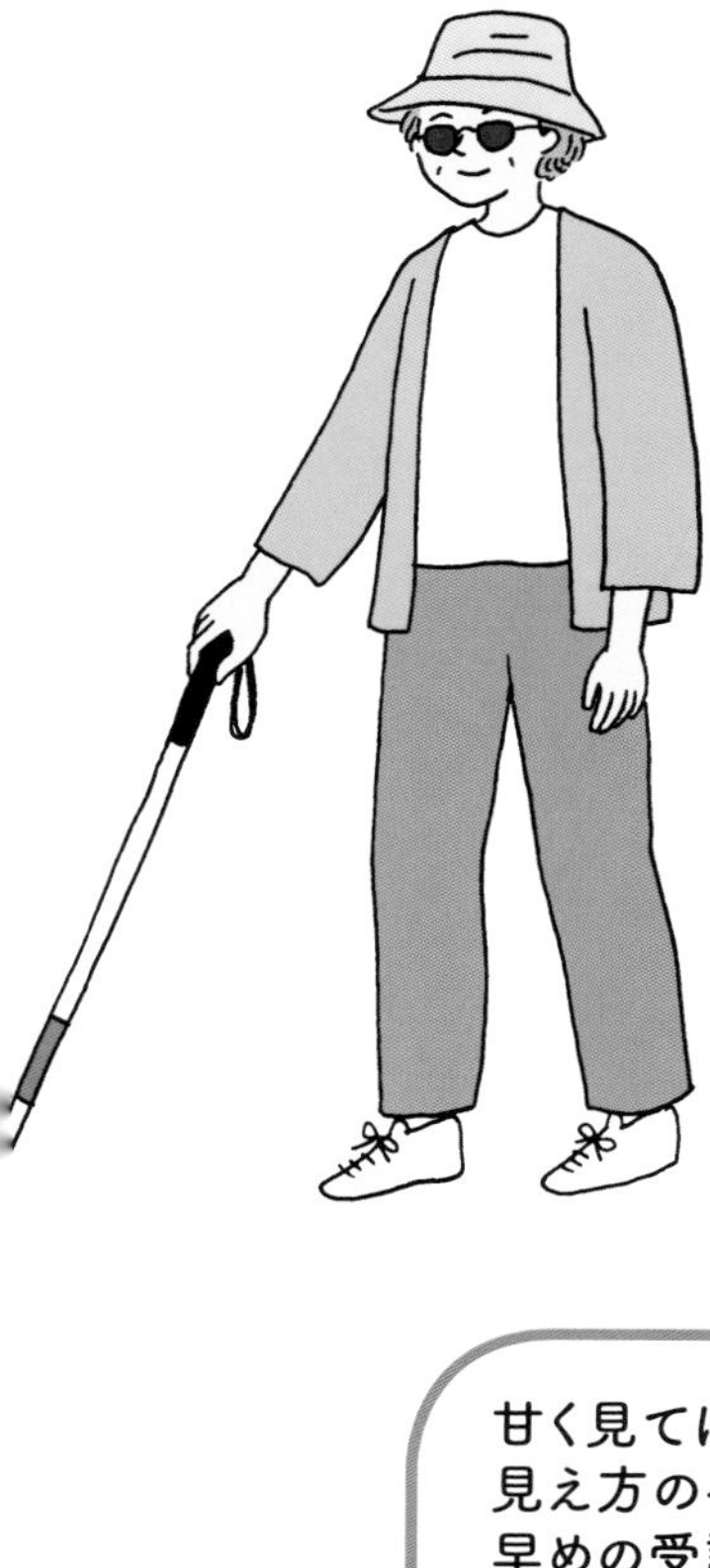

**失明の原因の半分以上が
身近な目の病気**

緑内障	28.6%
網《もう》膜《まく》色《しき》素《そ》変《へん》性《せい》症《しょう》	14.0%
糖《とう》尿《にょう》病《びょう》性《せい》網《もう》膜《まく》症《しょう》	12.8%
加《か》齢《れい》黄《おう》斑《はん》変《へん》性《せい》症《しょう》	8.0%
脈《みゃく》絡《らく》網《もう》膜《まく》萎《い》縮《しゅく》	4.9%

厚生労働省　平成28年度
研究報告書より

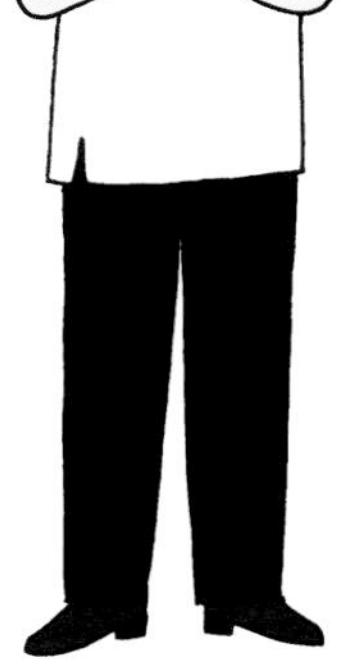

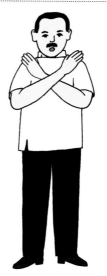

甘く見てはいけません。
見え方のセルフチェックと、
早めの受診が
人生を左右しますよ

ハイブリッドイメージで視力をチェック

左の画像を、できるだけ本を持った手をのばし、目から離して見てください。アインシュタインが見えたら、あなたは遠くがよく見えるということです。ハリウッド女優のマリリン・モンローが見えたら、近視で遠くが見えない可能性が高いです。目に近づけるとアインシュタインが見えるなら、近眼の可能性が高く、遠くでアインシュタインに見えていたのに近づけてモンローが見えるなら老眼の可能性大です。この画像は細い線ではっきりと描いたアインシュタインと、ぼんやりと濃淡でぼかして描いたモンローを重ね合わせたもの。屈折視力が合っている人は細部が確認できるのでアインシュタインに見え、焦点が合っていないか、網膜機能が悪い人は細部が見えないので、ぼんやりとしたモンローの画像が優先的に見えます。これには網膜などの目や脳の機能も関係します。網膜が情報をこまかく分析し、脳にも問題なければアインシュタインが見えて、焦点や網膜などの目や、脳に異常があれば、モンローに見えてしまうわけです。

POINT!

きちんと見えているかどうか
簡単にチェックできるおもしろ画像

この画像、だれに見えますか？

**このページを開き、できるだけ離して見てみましょう。
今度は近づけて写真を見てみましょう。
この画像はアインシュタイン？　マリリン・モンロー？**

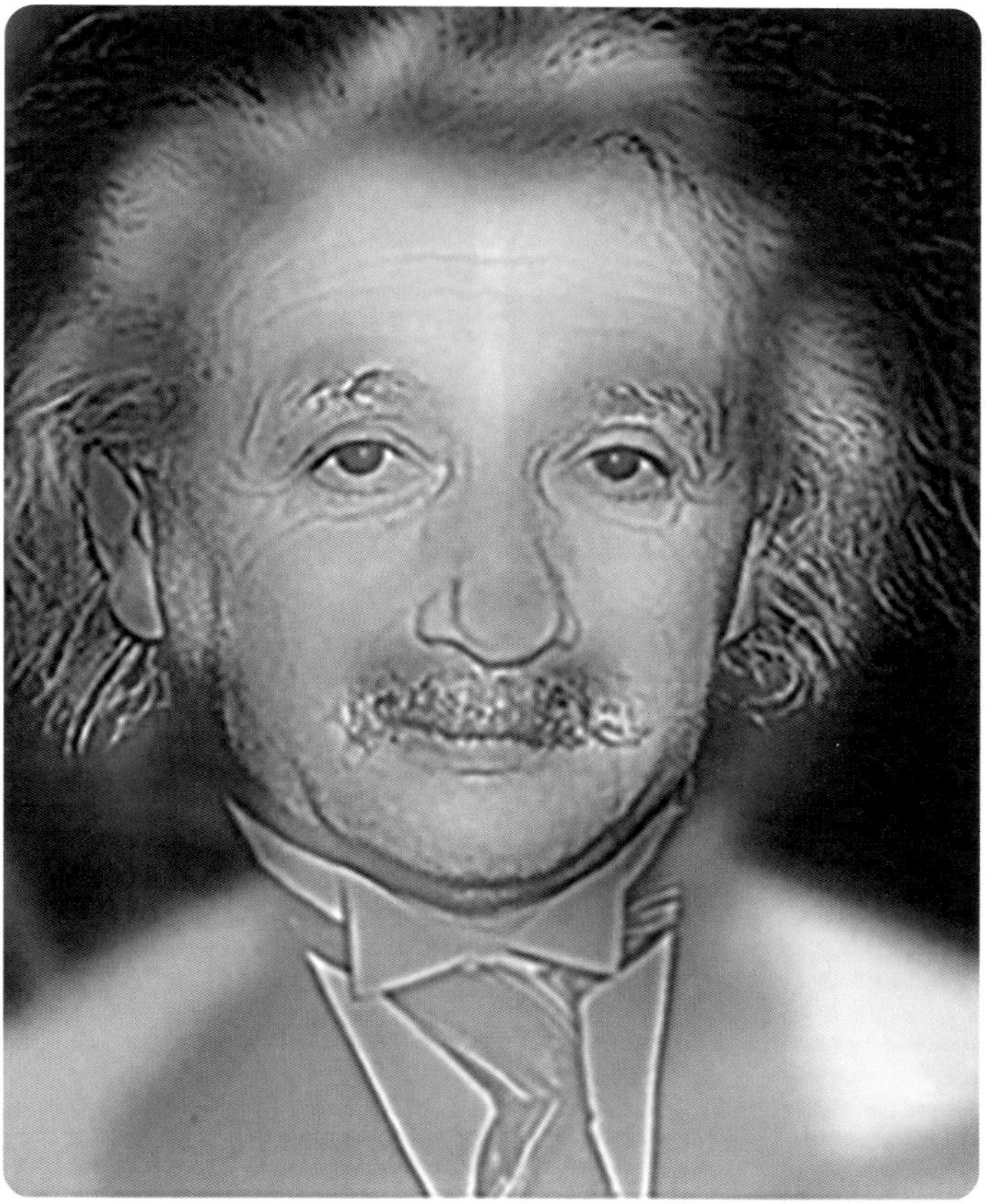

アインシュタイン？

マリリン・モンロー？

米・マサチューセッツ工科大学のオード・オリーヴァ博士らによる

格子模様で目の病気を発見できる

人の脳は、見えていないものも、情報を補って見えているように感じるようにできています。このため、日常生活では、見えていないことや、視野の欠け、ゆがみに気づかないことが多いのです。左ページのシートを片方の目で見ると、黄斑《おうはん》浮腫《ふしゅ》や、黄斑《おうはん》上膜《じょうまく》をはじめとする目の病気を発見できます。とても簡単なので、定期的に行ってください。線がゆがんで見えれば、網膜上に増殖膜があるかもしれず、部分的に暗いときは網膜細胞か、視神経の異常かもしれません。中心が見えなければ黄斑部（特に中心窩）に異常がありそうです。

室内や見なれた景色は、過去の記憶で情報を補ってしまいがちなので、こうした単純な図を見るほうが異常に気づきやすいのです。カレンダーのマス目のような室内にある単純な繰り返し模様をチェックグッズと決めて、こまめに確認するのもいいでしょう。見え方の結果は20ページ以降で紹介します。一つでも当てはまったら、眼科での検査を受けてください。

POINT!

視野の欠けやゆがみは網膜の異常。
日ごろから見え方チェックを習慣に

片目で見てみるアムスラーチャート

下の格子状のアムスラーチャートを手のひらで片方の目をおおい、片目ずつで中心の黒点を見てください。どんなふうに見えますか？

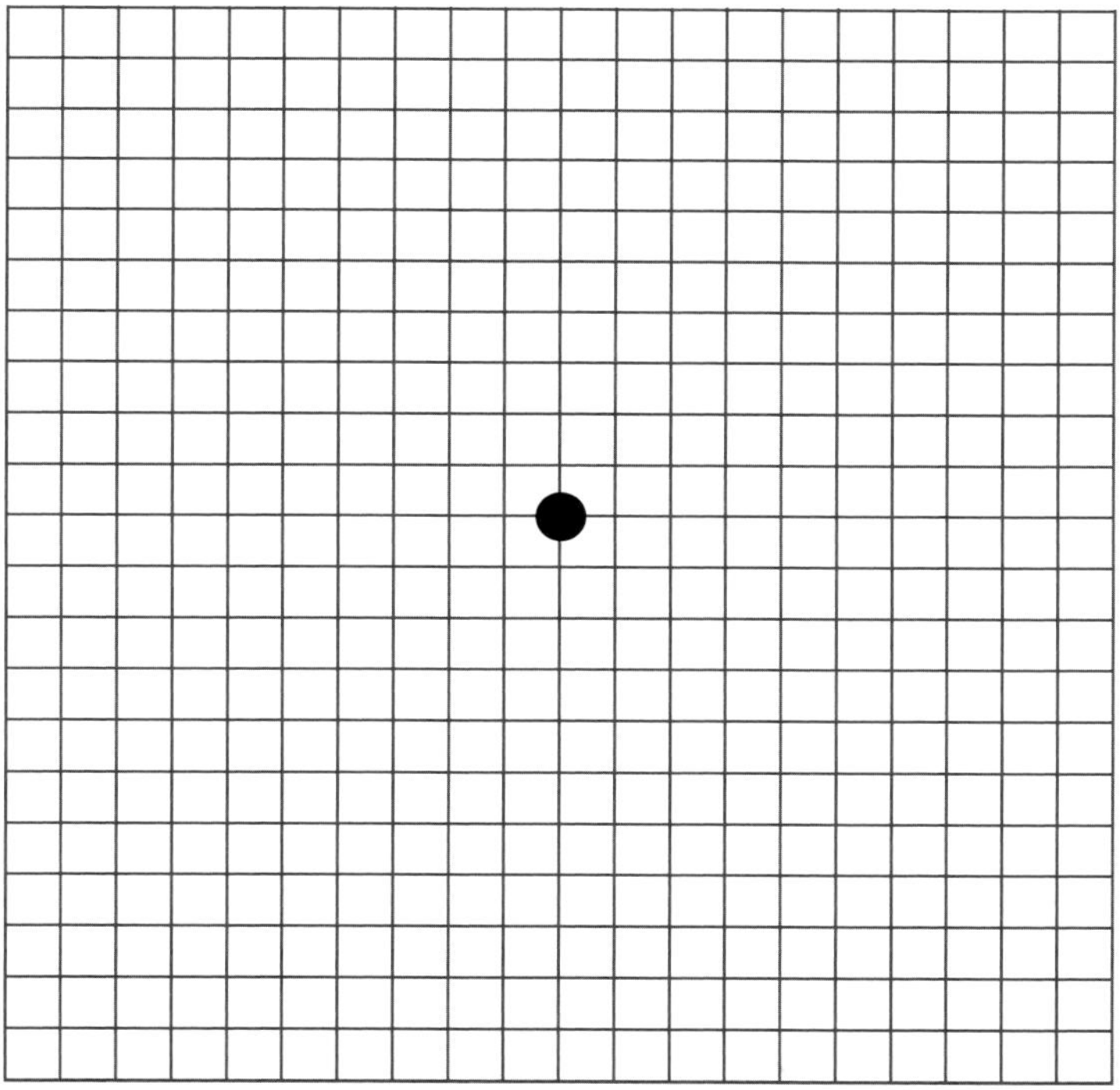

チェックの仕方

片方の目を手のひらでおおい、チャートシートを目から30㎝程度離し、片側の目だけで方眼の中心を見つめます。コンタクトやメガネをかけている人は、度数が合っているかどうかもわかります。→チェック結果は次ページへ!

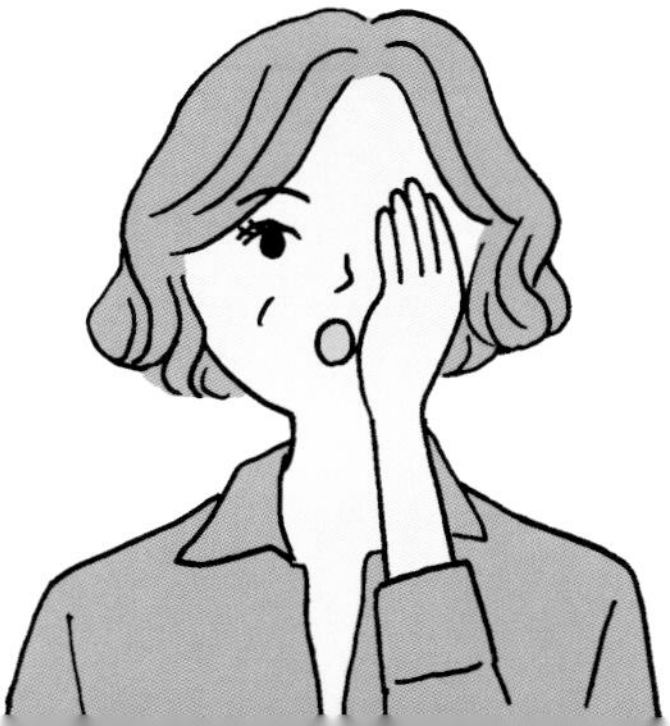

CHECK! 片目で見てみるアムスラーチャート どんなふうに見えましたか？

- ☑ 中心がゆがんで見える
- ☐ 中心が黒く見える
- ☐ 中心が欠けて見える
- ☐ 全体にぼやけて見えにくい
- ☐ 左目がよく見えない
- ☐ 右目がよく見えない
- ☐ 隅が欠けて見える

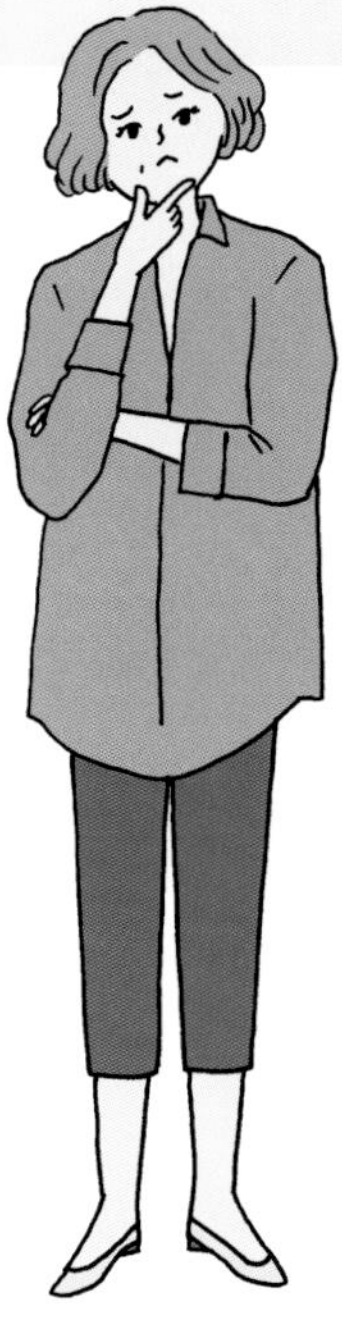

異常があったら疑われる病気

このチェックでわかるのは、
網膜の異常です。
特に重要な黄斑部のトラブル、
黄斑円孔《おうはんえんこう》、黄斑変性症、
黄斑浮腫、糖尿病性網膜症、
網膜静脈閉塞《もうまくじょうみゃくへいそく》症、眼底出血などを
見つけることができます。

こんなふうに見えていませんか？

p.19のアムスラーチャートで片目ずつチェックを。
格子状の直線がゆがむなど、見え方に違和感がありませんか？

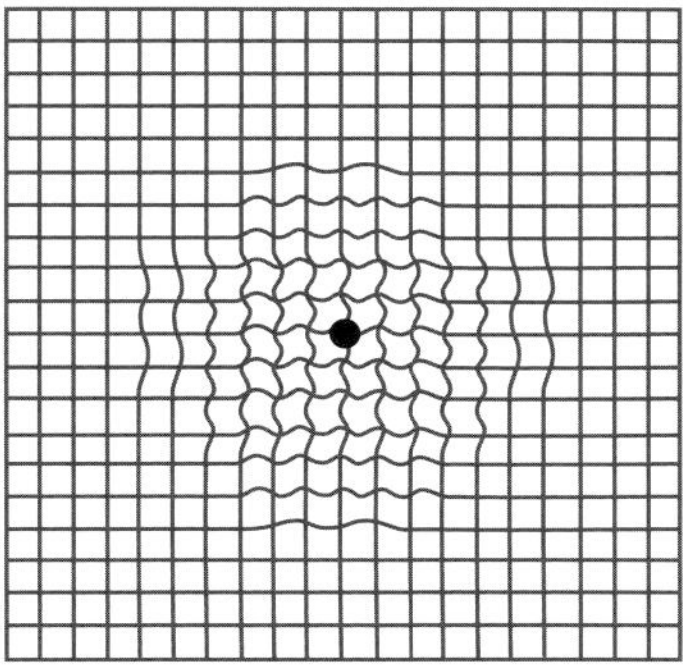

CASE 01

中心がゆがんで見える

規則正しいマス目がゆがんで見えたら、黄斑上膜という増殖膜が張っていたり、網膜にむくみなどが起こったりしている可能性があります。

CASE 02

中心が黒く見える

網膜の細胞の異常が疑われます。網膜静脈閉塞症や網膜剝離、黄斑円孔、加齢黄斑変性症など網膜に問題が発生している可能性があります。

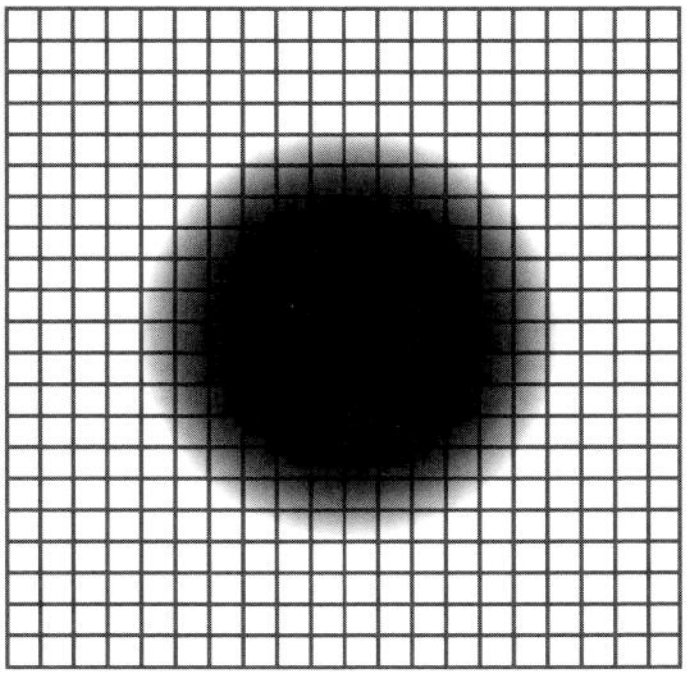

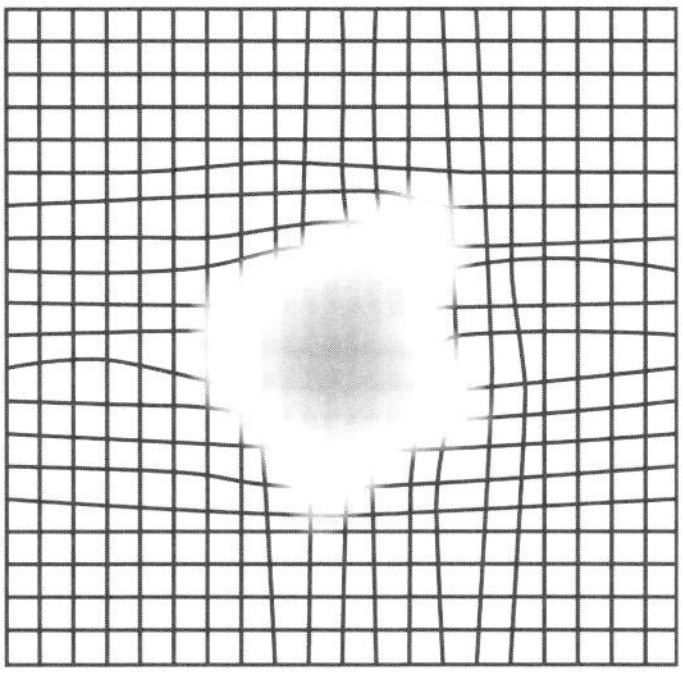

CASE 03

中心が欠けて見える

網膜静脈閉塞症や網膜剝離、加齢黄斑変性症、黄斑円孔など、網膜に問題が発生している可能性があります。糖尿病性網膜症でもこんな症状があらわれることがあります。

ドライアイは目の皮脂不足が原因かも

ドライアイは文字どおり目の乾燥。角膜表面をおおう涙液が減り、乾いて傷つきやすく敏感になっている状態です。乾燥だから水分の不足だろうと思われがちですが、それは少数派です。空気の乾燥や、まばたきが減って涙が不足している人もいますが、上下のまぶたの縁の内側にあるマイボーム腺《せん》から分泌される皮脂が足りない人が多いのです。老化やメイク用品などが原因で、マイボーム腺がかたくなったり詰まったりすると、皮脂の分泌が妨げられ、目の表面をなめらかに保てなくなります。ドライアイの原因は、こちらのほうが多く、85％といわれます。皮膚が皮脂によって守られているように目も脂質で保護されているのです。そのほか、9％は炎症によるもので、涙不足は6％ほどです。

角膜は肌より繊細です。ゴロゴロするなどの不快症状だけでなく、痛みや細菌感染を伴うことも多く、角膜に障害が出ることもあるので早めの対処が大切です。

POINT!

ドライアイは水分不足や炎症だけでなく、涙に含まれる脂質不足が主な原因

ドライアイは涙の質と量のトラブル

**マイボーム腺の詰まり、炎症、涙分泌不足がドライアイの3大原因。
マイボーム腺からの皮脂の分泌は特に重要です。**

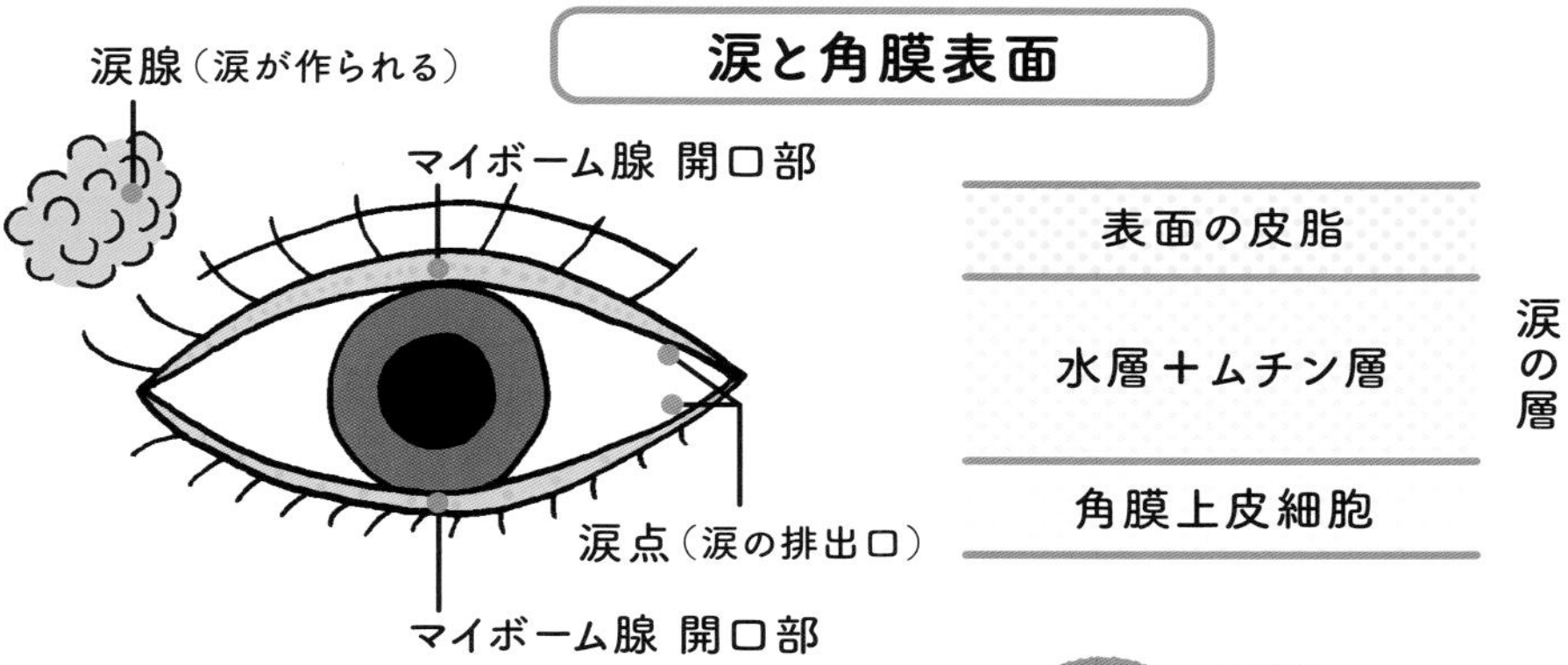
涙と角膜表面
涙腺（涙が作られる）
マイボーム腺 開口部
涙点（涙の排出口）
マイボーム腺 開口部
表面の皮脂
水層＋ムチン層
角膜上皮細胞
涙の層

column

ドライアイ治療は

　ドライアイを甘く見ず、検査を受けて原因を調べましょう。一般には点眼薬による治療を行いますが、涙が流れ出る涙点《るいてん》という穴に涙点プラグという小さな栓をする方法や、涙点を閉じる手術もあります。

　脂質を分泌するマイボーム腺の詰まりが原因のことも多く、軽く圧迫して詰まったものを押し出す治療や、詰まった脂を温めてやわらかくしてからマッサージで通す場合、パルス波照射などが行われる場合もあります。

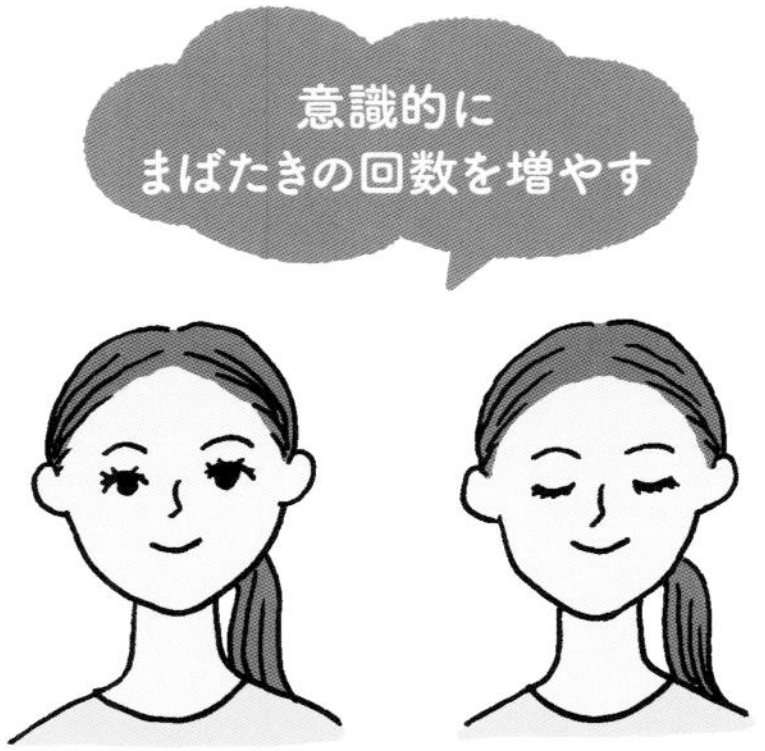
意識的に
まばたきの回数を増やす

スマホの凝視などでまばたきが減っている人は意識してまばたきを。

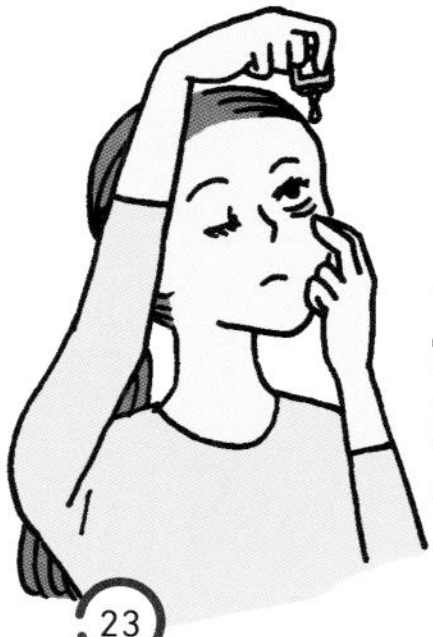

目薬をさす

どうしてもゴロゴロするときは目薬で対応。常用しないほうがいい。目薬についてはp.100も参照。

見えているつもりで見えていない！

目の見え方はほとんどの場合、本人にしかわかりません。眼球の位置がずれてきたり、明らかに目の焦点が合っていないことに、親や家族が気づく場合を除き、普通は、見えにくい、まぶしい、ぼやけるなどの自覚症状で異常に気づきます。しかも、ある日不意に見えなくなるというケースはまれで、老眼や白内障や緑内障などは、本人も気づかない間に少しずつ進行していることが多いのです。健康診断などで視力の検査を受けるほか、日々のセルフチェックも大切。少しでも変だと思ったら、設備の整った眼科で検査を受けましょう。

日本人の平均寿命は１００歳に近づいていますが、目の寿命は昔と変わらず、60～70年が限界で、その先は手術などが必要だと思っています。近年は、スマホのＬＥＤ光による網膜のダメージも増え、20年後には40代から強い網膜障害が起き、視力が落ちるのではと危惧しています。よく見える人生を送るために、目のチェック＆ケアはすべての世代で必須です。

POINT!

目の寿命は昔と変わらず60～70年。
ずっと見える暮らしにはケアが重要

治療を受けて気がつくよく見える世界

白内障などの手術を受けた患者さんがよく言うのが、「こんなによく見えるものなの？」のひと言です。

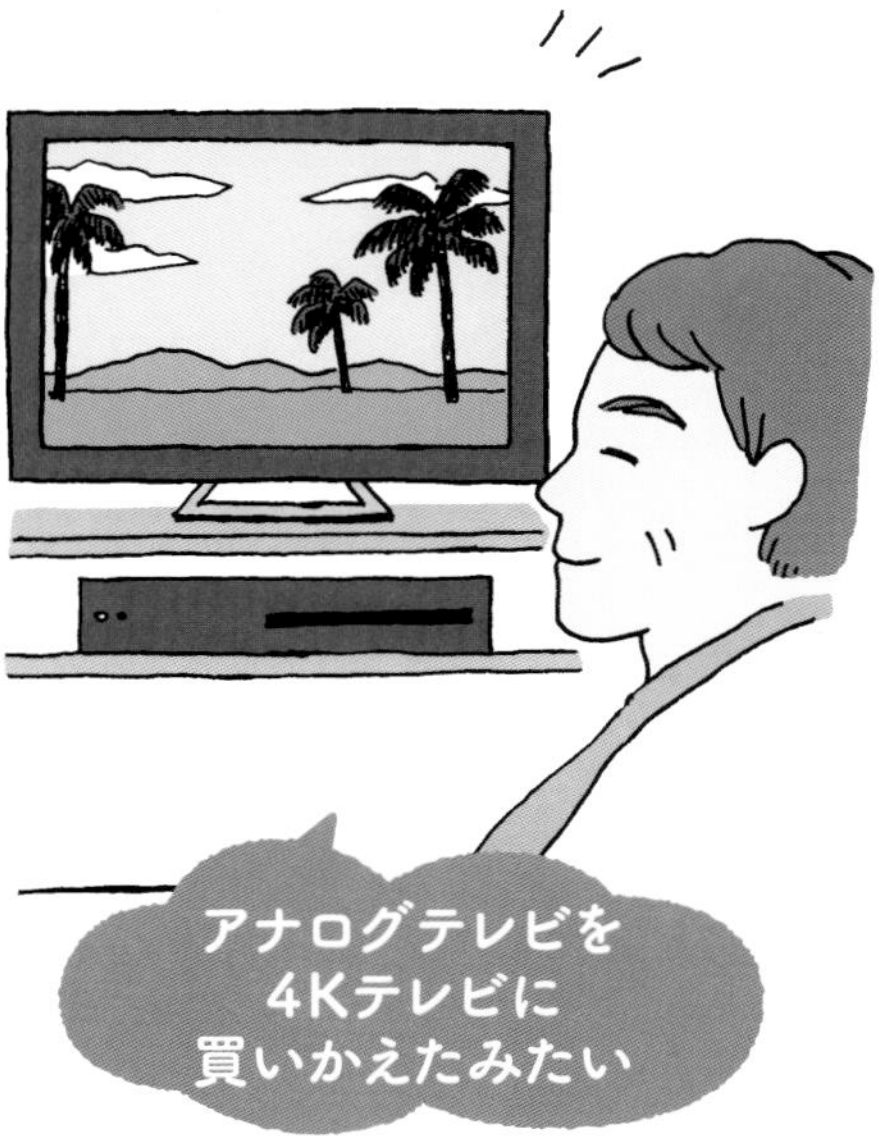
アナログテレビを
4Kテレビに
買いかえたみたい

手術で視力が改善して、まるでアナログテレビをハイビジョン、4Kテレビに買いかえたくらいよく見えてきれいと喜ぶ人も。

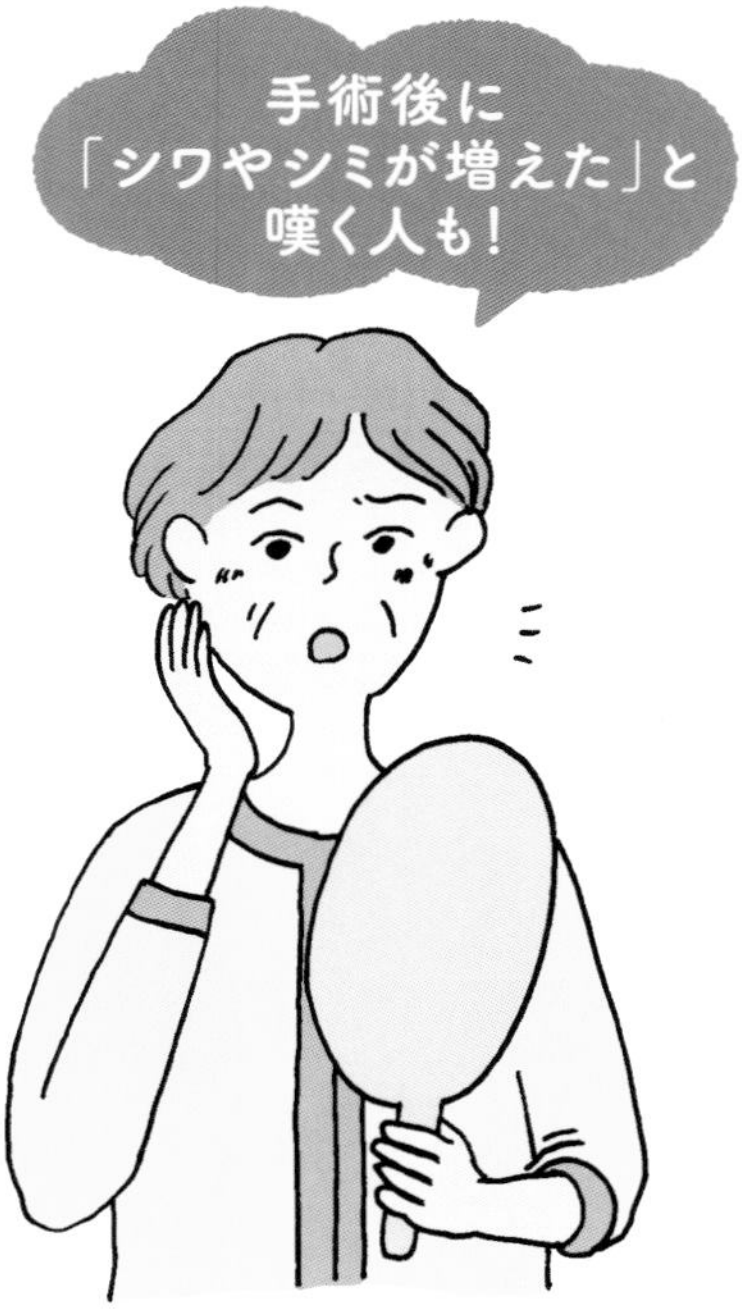
手術後に
「シワやシミが増えた」と
嘆く人も！

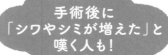

これまで視力のせいで見えなかったシワやシミがよく見えるようになり、冗談のように真顔で怒った患者さんも。

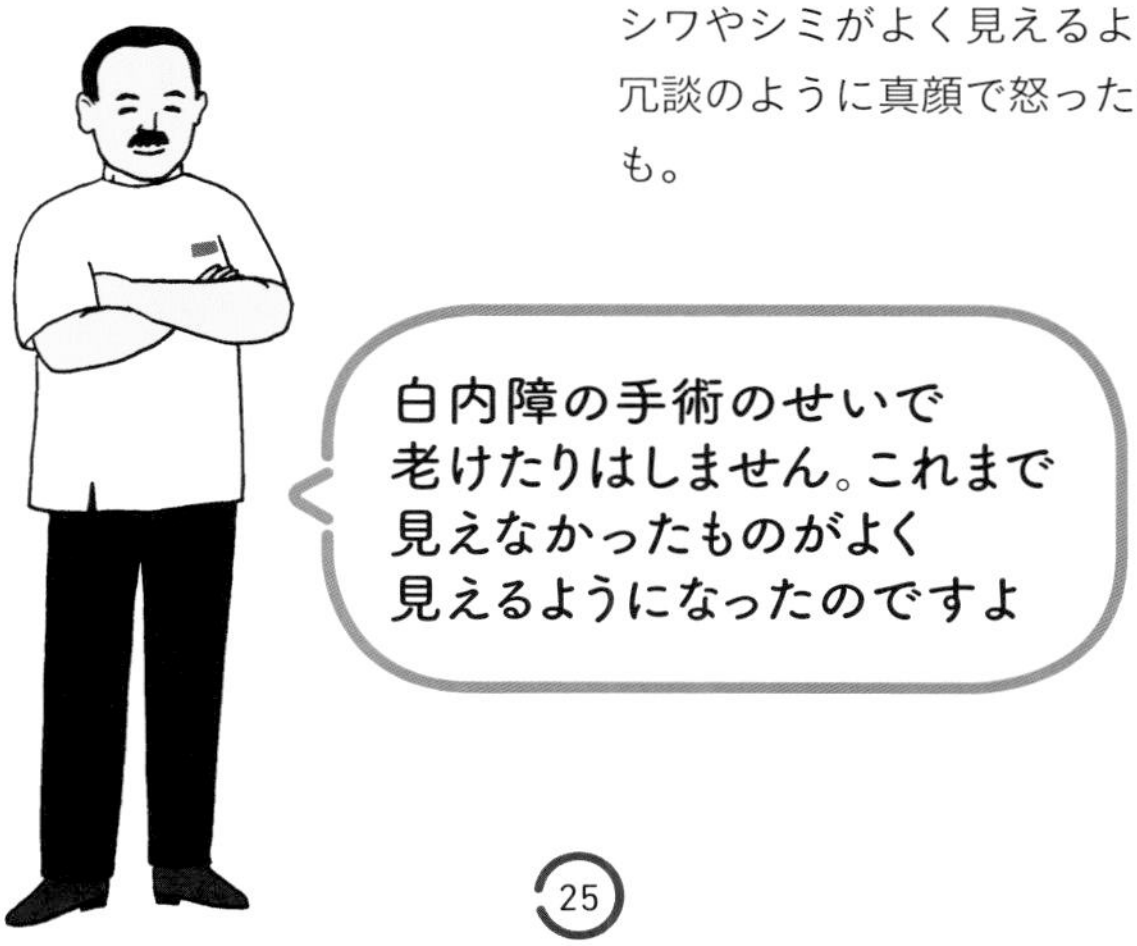
白内障の手術のせいで
老けたりはしません。これまで
見えなかったものがよく
見えるようになったのですよ

白内障が始まると色の区別がつきにくい

白内障は、レンズの役割をする無色透明の水晶体が老化によって濁ったり、変色したりすることで起こる病気です。まぶしく感じる、ぼんやりして見にくいという症状と同時に、色の識別がしにくくなるのが大きな特色です。

人の肌が老化するとくすんでくるように、水晶体も茶色っぽくなります。これはいずれもたんぱく質が糖化や酸化などで変質するためです。そうなると、青や紫の色みがわかりにくくなり、似たような色の区別がつかなくなったり、派手な色が地味に見えたりします。

最もよくある例は、男性の靴下によくある紺色と黒の区別がつかず、左右違う靴下をはいていたという話です。ほかにも、白内障で色が変わって見えることに気づかず、派手な紫色のスラックスを黒っぽいと勘違いしてはいていた男性が、白内障手術を受けて色がよく見えるようになったら、自分の衣類の派手な紫色に気づいて赤面した、という笑い話もあります。

POINT!

無色の水晶体が茶色っぽく変色！
微妙な色の違いがわかる？

似たような色の区別ができなくなる

白内障では、水晶体が濁るとともに、黄色から茶橙色に変色し、青紫色を吸収します。すると黄の補色である紫から青にかけての色の違いがわからなくなり、黒く見えます。

黒い靴下と紺色の靴下の区別がつかなくなるのがよくある例。

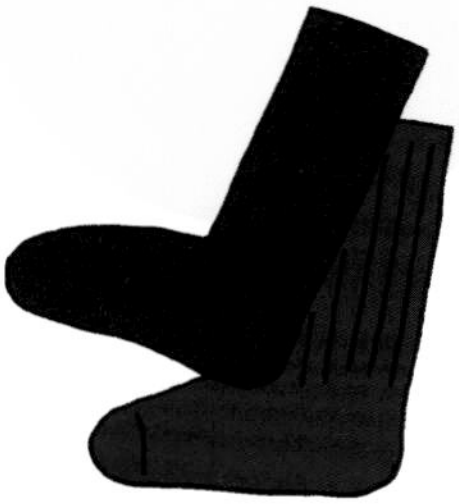

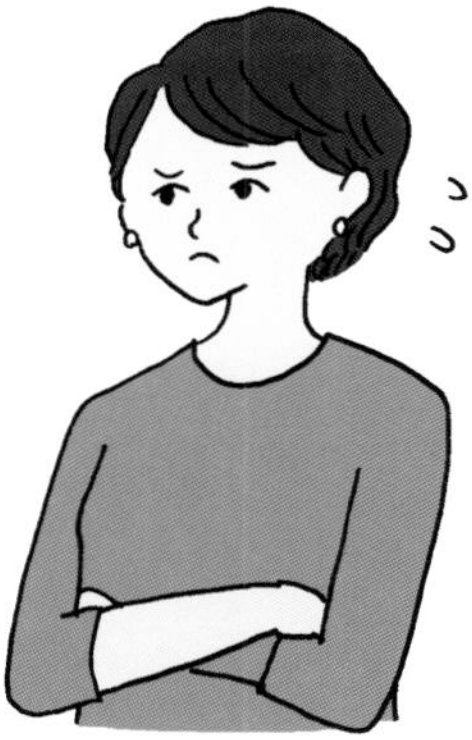

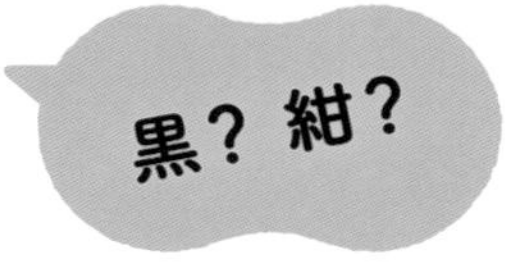

濃い色の見分けがつかないことから始まる！

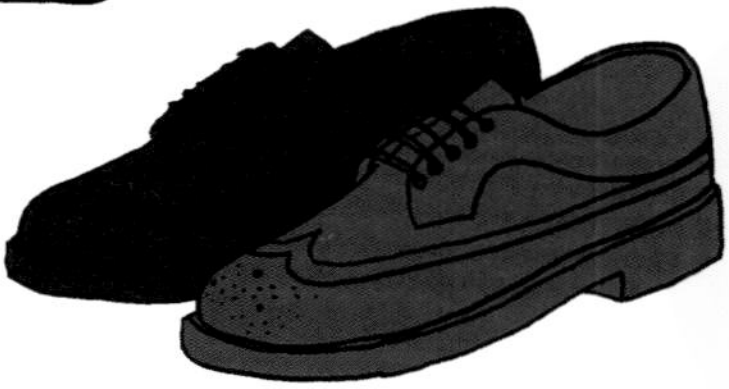

焦げ茶色の靴と黒の靴、左右色違いの靴をはいていたという実話もある。

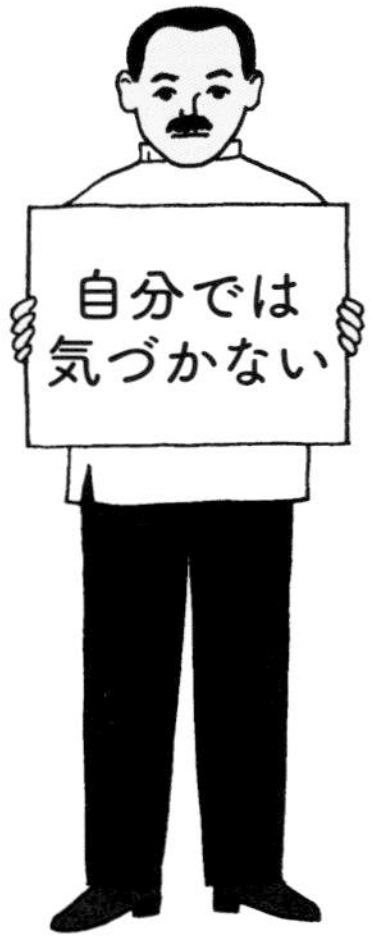

こんなまちがいを
繰り返すようになったら、
白内障を疑ってみたほうがいい。
早い人は40歳前後から
発症する身近な目の病気です

白内障が進むと怖いのは日常の見え方

白内障が進行すると、水晶体の色はどんどん褐色化していきます。こうなると、黄色や茶色のフィルターを通して見ているのと同じ状態になり、その結果、青い色が見えにくくなっていきます。

　ここまでいくと日常生活にも不都合が起きてきます。最も怖いのは、ガスコンロの炎が見えなくなることです。ご存じのように、ガスの炎は完全に燃焼していると青く見えます。白内障で水晶体が黄褐色になると、青い色が吸収されてしまうため、薄い青の炎が見えなくなります。消したつもりの火がつけっぱなし……というミスが生まれ、鍋を焦がしたり、やけどや火事につながったりしかねません。多くの場合、白内障は加齢とともに発症するので、物忘れも同時に進行しがち。この2つによって、火をつけたことを忘れる、炎が見えないというダブルのダメージに。目の治療はこうした事故を防ぐためにも大切です。

POINT!

見えることで確認できる安全がおびやかされてしまう白内障

炎が見えにくくなったら手術を検討

徐々に進む白内障は、見え方に疑問を感じないことも多いのですが、ガスコンロの炎が見えにくいと感じたら治療が必要な段階です。

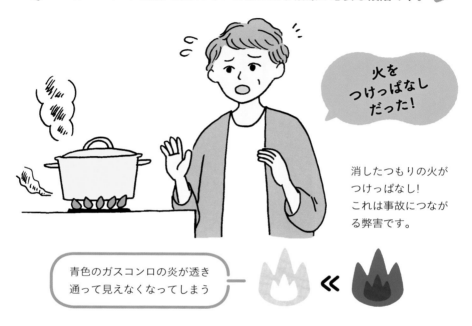

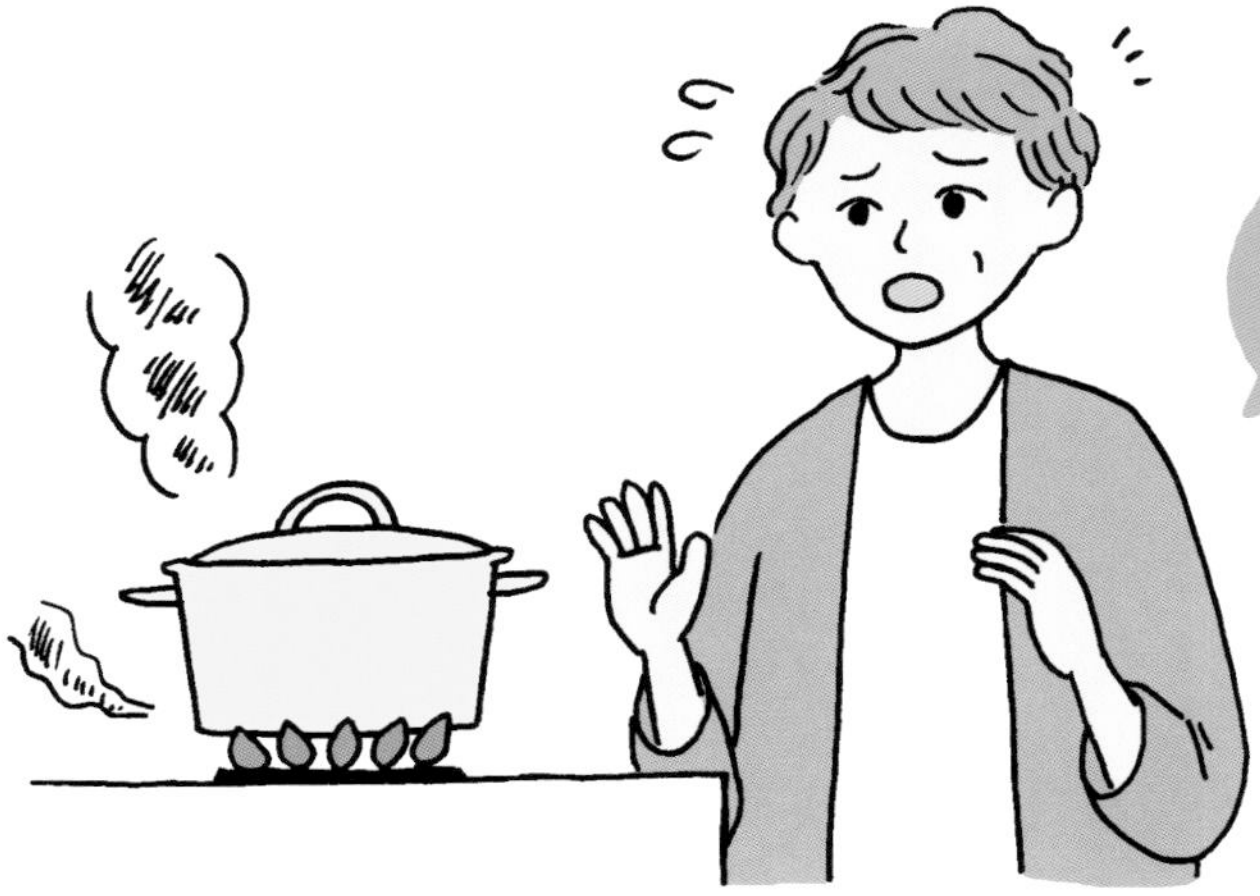

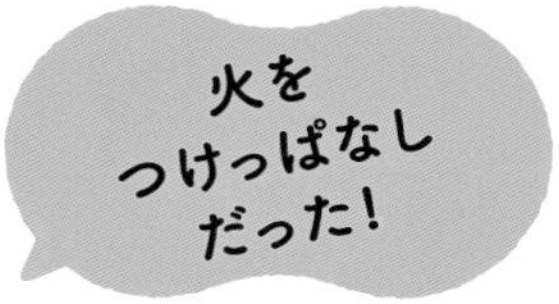

消したつもりの火がつけっぱなし! これは事故につながる弊害です。

青色のガスコンロの炎が透き通って見えなくなってしまう

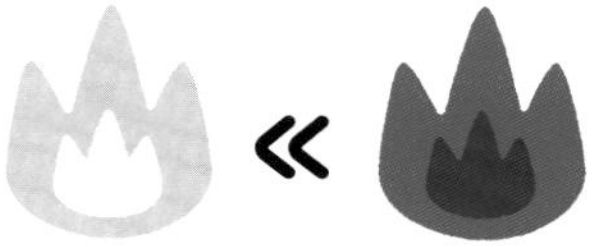

見え方はこんな感じに変化する

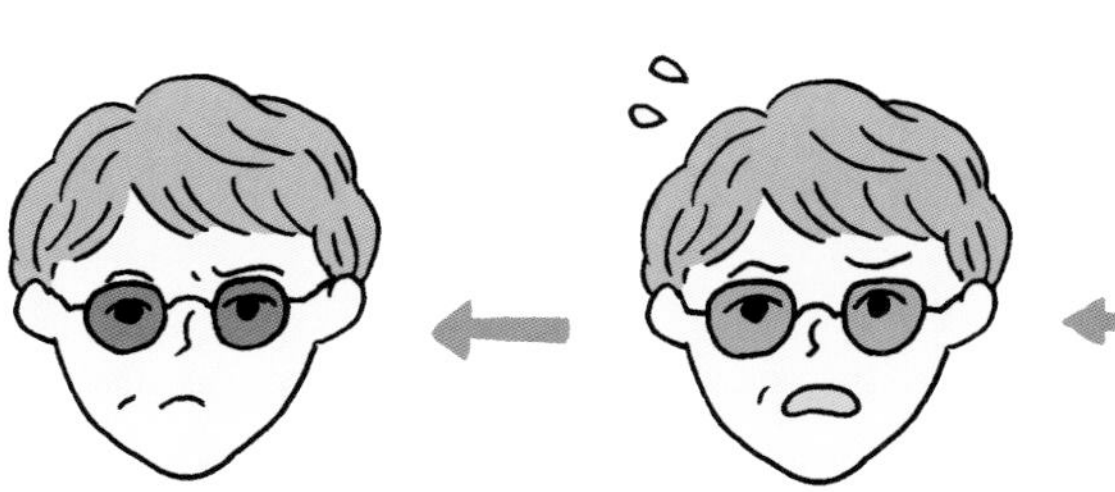

進行すると濃い茶色のサングラスをかけたように色みがわからない。

やがて茶色っぽいサングラスをかけたような感じになる。

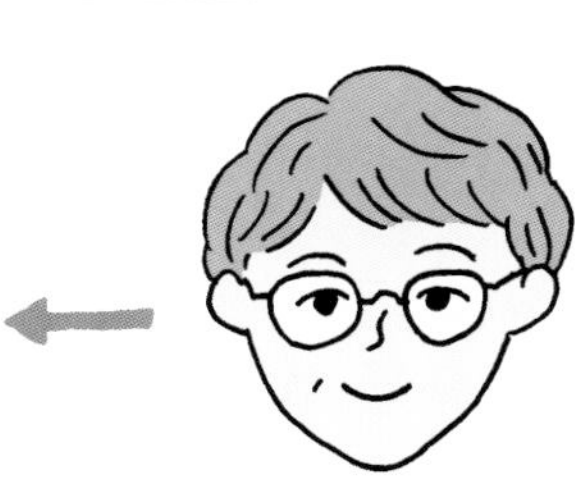

最初は薄い黄色のフィルムを通したような感じになる。

よく見えないと認知症や寝たきりに

年をとったら多少見えづらくてもしかたがないとあきらめる人がいますが、これは大きなまちがいです。目からの情報は脳に届き、脳はそれを処理します。本や新聞を読むだけでなく、テレビ、食べ物、景色を見るなど、目からの情報が少なくなると、脳はみるみる衰えてしまいます。これが認知症の一因になると考えられているのです。

最近話題なのが、ロコモティブシンドロームやサルコペニア、フレイルという加齢による運動機能の低下や心身の衰えです。これも実は視力と大いに関係があります。よく見えないと、足元が不安で歩くのが怖く、外に出るのがいやになって家に閉じこもり、運動不足で筋力が落ちるという負の連鎖に陥ります。白内障の手術でよく見えるようになると、外に出ることも楽しく、筋力や骨力が上がって転倒による骨折なども防げます。高齢者の骨折は寝たきりの一番の原因なので、元気な人生は視力にかかっているといっても過言ではありません。

POINT!

視覚からの情報が脳に伝達される。見えないとサルコペニアやフレイルに

視力が低下すると老けてしまう！

見えないと何もかも興味がなくなり、動くことにも不安が伴うため、引きこもりから認知症や寝たきりのきっかけに。

テレビも新聞も
よく見えないし、
考えるのもめんどう！

情報の9割は目から入るといわれます。目が悪いと楽しみの9割を失います。そうなれば脳の活動も落ちて認知症に。逆に白内障手術で視力が回復してよく見えるようになれば、テレビもよく見え、外に出かけるのも楽しみになり、脳が活性化して、認知症のような症状が回復した例も多くあります。

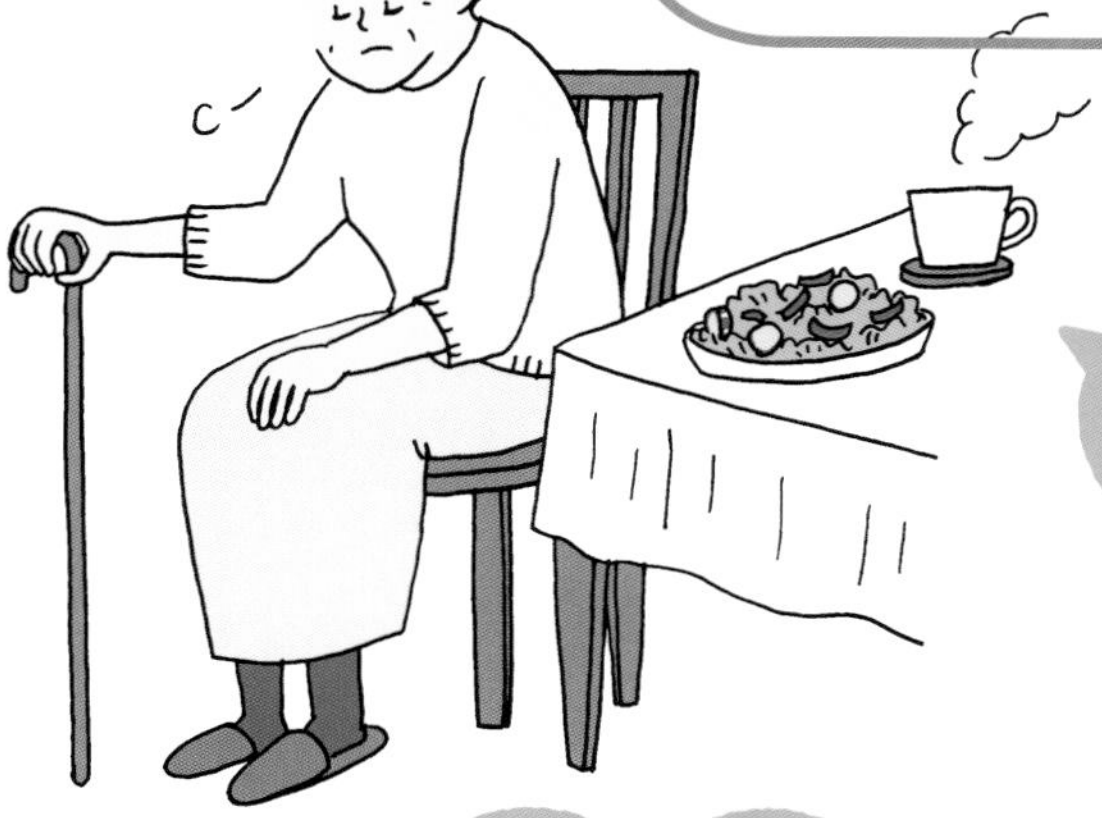

おいしそうに
見えないから
食欲もわかない

足元が見えないから
歩くのも不安。
外出したくない

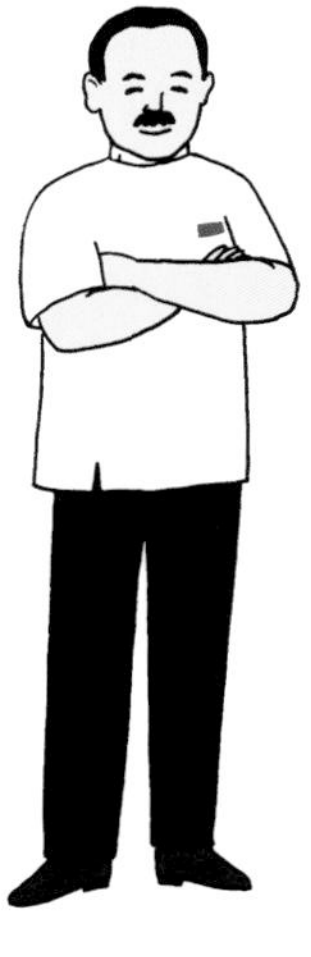

しっかり見えたら
毎日が100倍楽しくなります。
目の治療で若返った患者さんが
たくさんいますよ！

白内障は若年化！ 40代でも要注意

白内障は加齢による水晶体の濁りが主な原因で、光が正常に屈折しなくなるため、さまざまな症状があらわれます。加齢が原因といっても早い人では40代から発症します。現代では目の負担が激増しているので、20～30代ですでに若年性白内障の人もいます。

水晶体が濁って光が屈折異常を起こすと、まぶしい、暗いところでよく見えない、物が二重、三重に見えるという症状があらわれます。進行すると、水晶体はどんどん褐色化し、黄橙色のフィルターを通して世界を見ているのと同じ状態になるため、青や紫色が特に見えにくくなり、視力も落ちます。

夜になると特に視力が落ちる気がする、車のヘッドライトがまぶしく乱反射するなどの不都合を感じた場合は、早めに精密検査を受けることが大切です。白内障を放置すると緑内障を引き起こすことも多いのです。ほうっておいていいことは一つもありません。

POINT!

若いからと甘く見てはダメ！
見えにくいと生活の質が低下

見えにくいと思ったら眼科での検査

**若いからまだ白内障のはずがないと思うのは、まちがいです。
スマホによる目の酷使や紫外線やアレルギーで
目をこすることなどで若年性白内障に。**

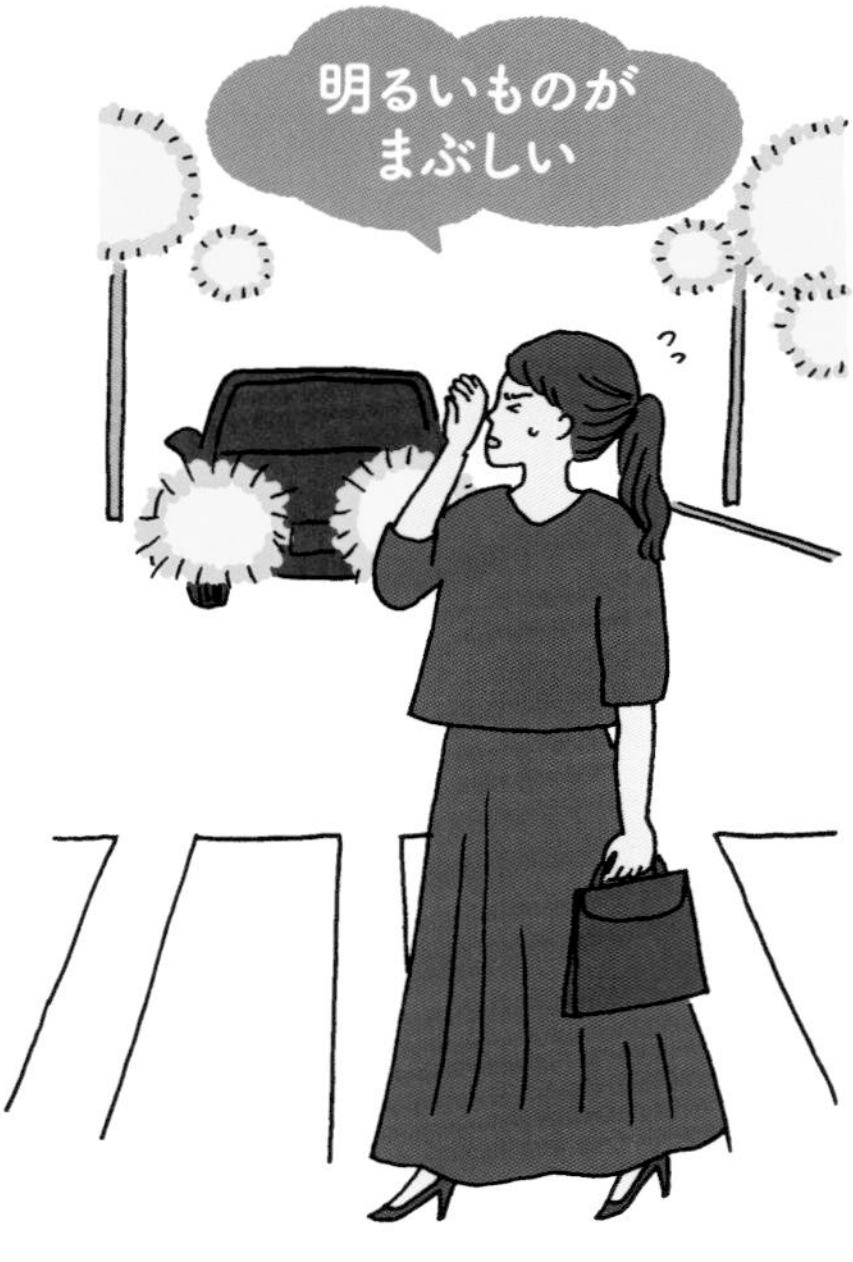
明るいものが
まぶしい

夜間の車のヘッドライト、街灯などがまぶしく感じたり、にじんだり、輪がかかったように見えたりすることも。

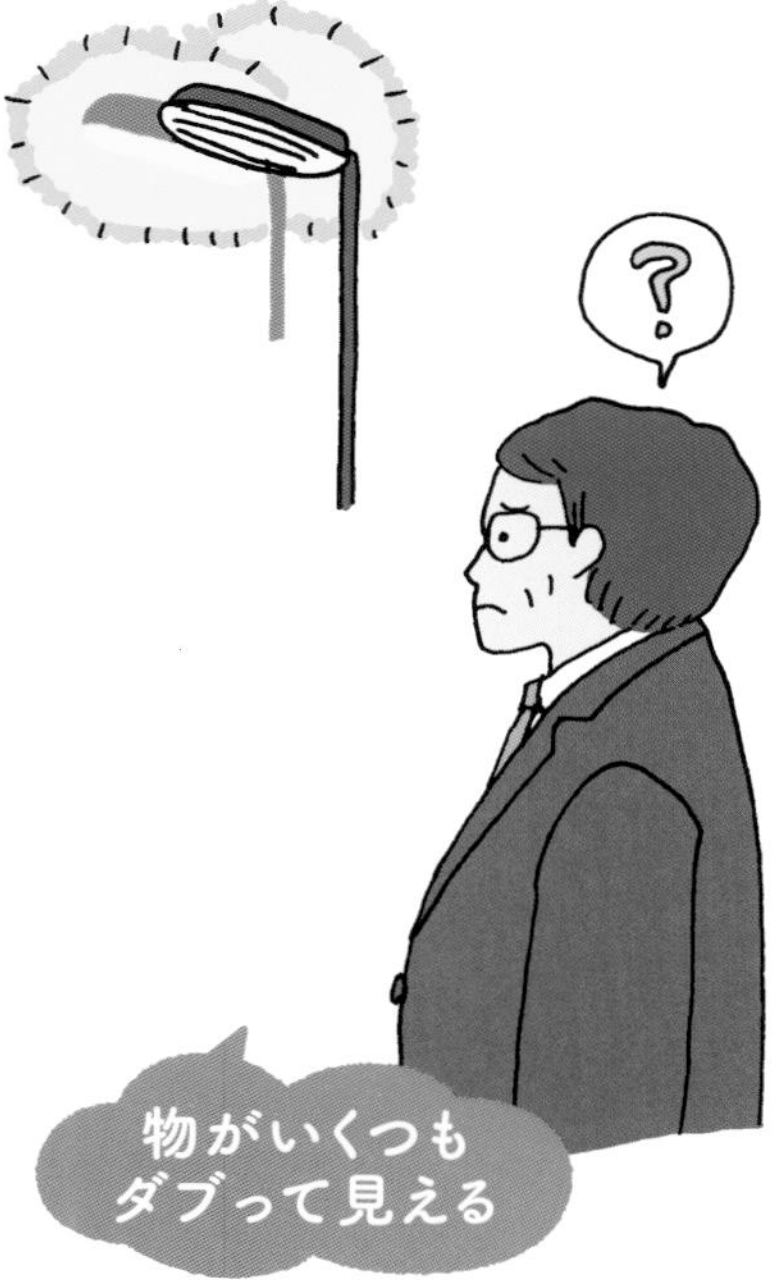
?
物がいくつも
ダブって見える

物が二重、三重にダブって見えるのも白内障の典型的な症状。

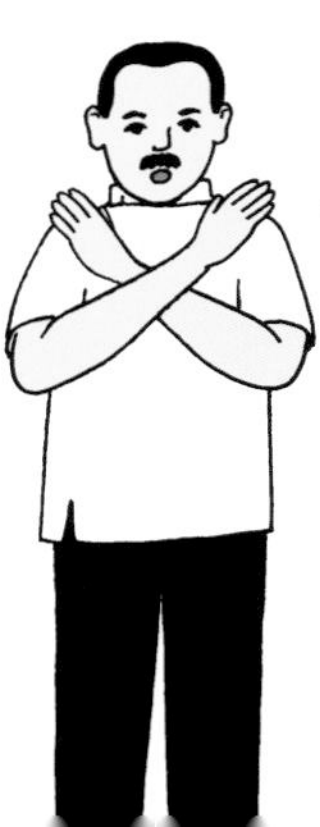

以前に比べて、若い人の白内障や緑内障が増えています。花粉症などのアレルギーで目をかいて傷つけることや、添加物の多い食事による代謝異常が原因のことも。白内障は20代から発症し、40代の白内障はかなり多いです。白内障は緑内障を引き起こすこともあります。認めたくないなんて言っている場合ではありません！

見た目が若くても目は一歩先に老化する

老化の原因に、酸化と糖化があります。生きていくために絶対に必要な酸素ですが、鉄がさびる原因にもなるように、細胞もさびてもろくなり、くすんでしまいます。同様に、糖化も老化の原因として、近年注目されています。酸化が体のさびなのに対して、糖化は体の焦げともいわれます。具体的には体を構成しているたんぱく質が糖と結びついて、終末糖化産物（ＡＧＥ）となり、血管などがかたくもろくなってしまう現象で、血糖値と深く関係する老化の原因です。

体は、一部だけが老化することはほとんどなく、酸化や糖化は全身で起きています。肌がみずみずしく、筋肉もしっかりしている若見えの人は、目以外の組織は若いかもしれません。それでも、目の老化や病気は起こります。どんなにすてきな人でも、40代になれば目の調節力が落ちて近くが見えにくくなります。目の老化は一歩先を進んでいるのです。

POINT!

肌のくすみや乾燥が気になってきたら
目のチェックも必須

老化の原因は酸化や糖化！ 目も同じ

細胞は、活性酸素による酸化や、体の焦げといわれる糖化などが原因で老化していきます。それは目も同じです。

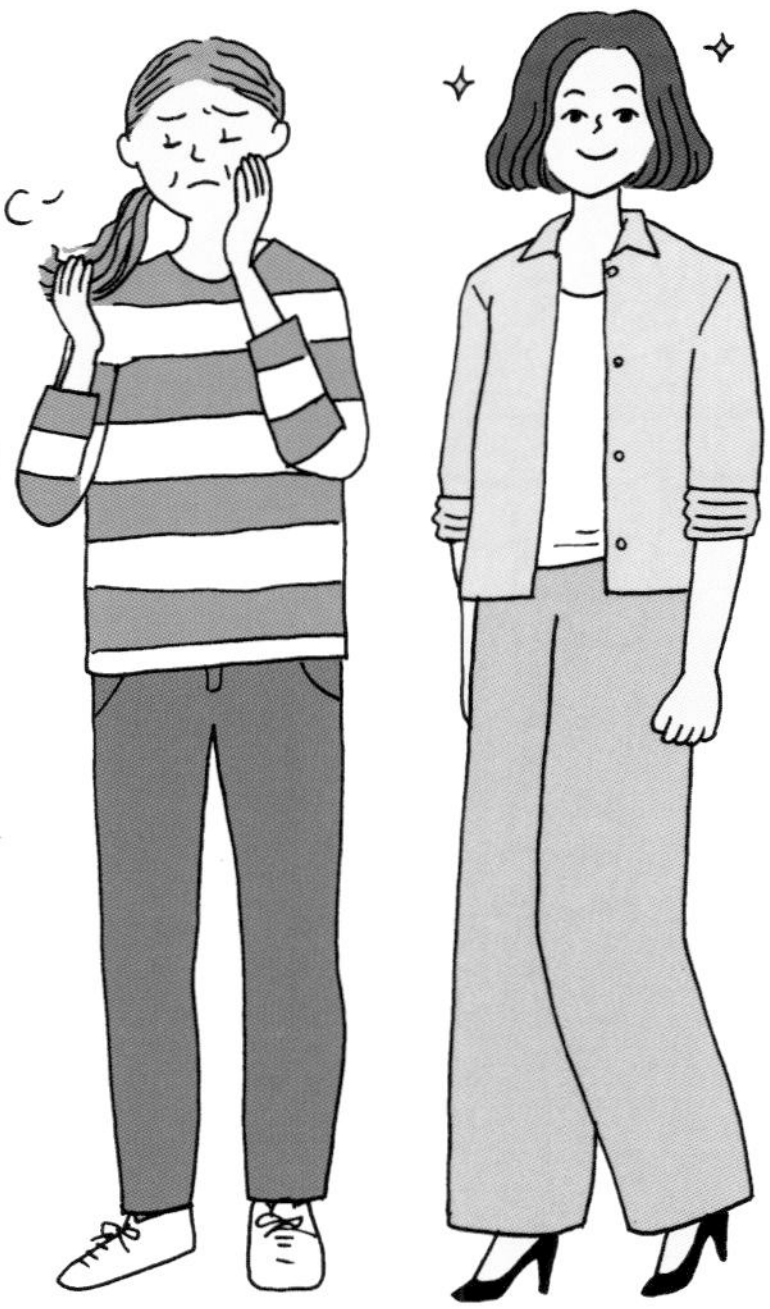

老け見えの人

皮膚がくすんだり乾燥したり、髪も細くなってきたりしたら、毛細血管がもろくなっているかも。目の健康もかなり心配。

若見えの人

皮膚や髪がみずみずしくてつやつやなら、毛細血管も若いはず！ でも目の老化は数歩早いことを忘れずに。

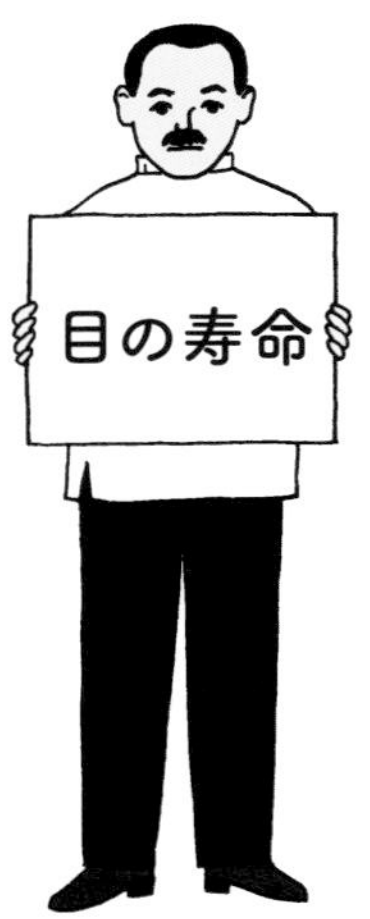

見た目が若くても、目の老化が進んでいる人が多くいます。特に強度近視の人は眼軸が極端に伸びた状態であり、白内障、緑内障、網膜剥離になりやすいのです。糖尿病の人は特に目の病気が早期に発症します。現代では、若い人の白内障も増えています。そんな年じゃないし、心配は早すぎると甘く見ていると後悔しますよ

目の病気の多くは毛細血管の劣化

血管というと動脈や静脈が思い浮かぶけれど、実は血管の99％は毛細血管です。全身の細胞に酸素や栄養を届けたり、老廃物を回収して排出する毛細血管が、詰まったり、切れたりするとトラブルに。60代で30％の毛細血管が減少します。目も例外ではありません。

眼底の毛細血管が切れると眼底出血を起こします。血行が悪くなれば酸素が不足し、本来は血管のない硝子体や角膜にまで血管が伸び、酸素不足を補おうとします。しかし、この新生血管はもろくて破れやすく、通常とは違う部分に伸びるとトラブルの原因にもなります。

その代表が、血管病ともいわれる糖尿病。眼底の毛細血管が詰まったり、破れたりすると糖尿病性網膜症を起こし、最悪の場合は失明します。同様に、腎臓の毛細血管が弱くなると糖尿病性腎症《とうにょうびょうせいじんしょう》で腎不全に。下肢の毛細血管が劣化すれば壊疽《えそ》を起こして足の切断にもつながります。毛細血管を直接見られるのは目だけで、眼科外科医は毛細血管のプロと言えます。

POINT!

毛細血管を健康に保って血流を保ち、不要な新生血管を作らないこと！

毛細血管はこんな構造！

網膜の病気は血管の病気といわれるほど、
目と毛細血管は密接な関係です。構造と働き、こんな感じです。

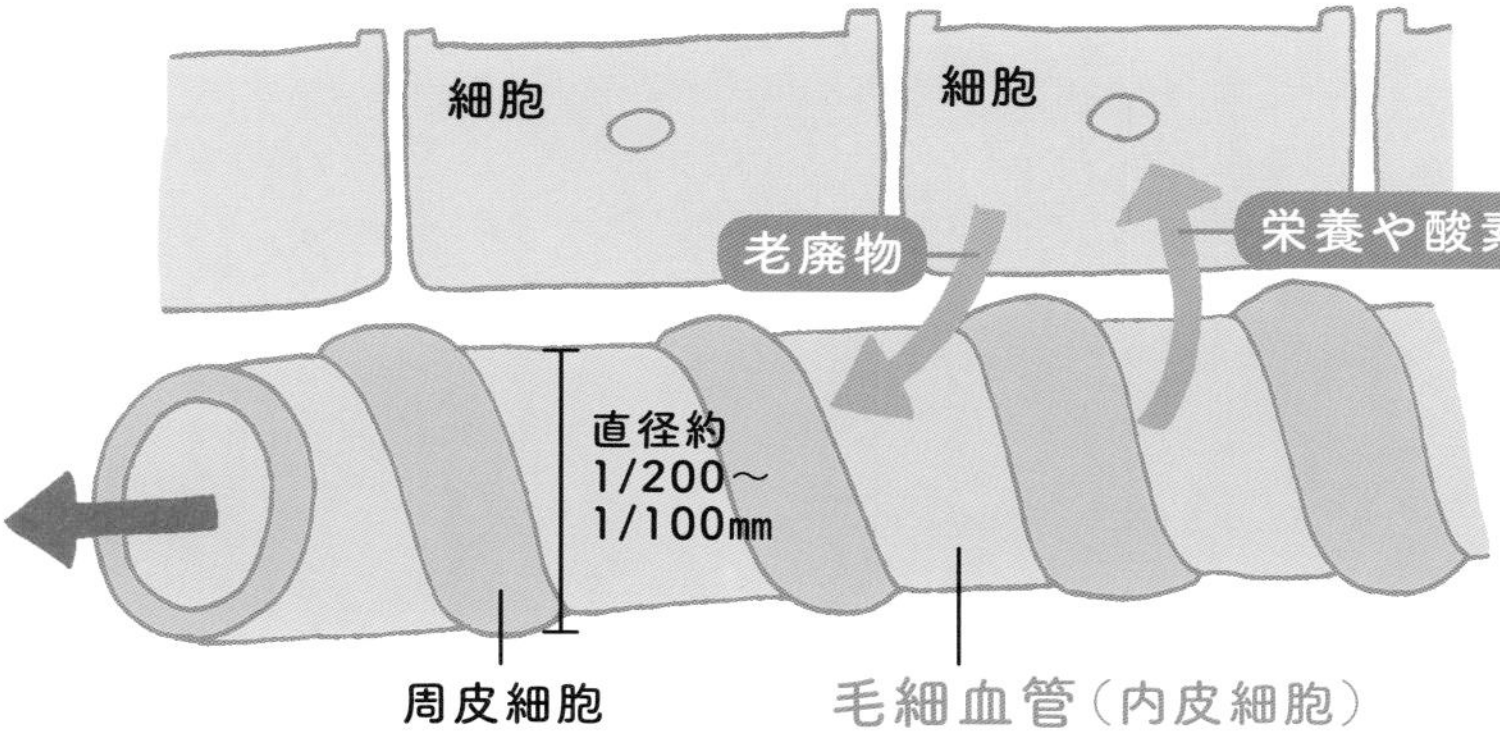

毛細血管は静脈や動脈と違い、内皮細胞が連なってできた一重構造。その周囲に、血流を調整するための収縮能力がある周皮細胞が巻きついている。内皮細胞のすき間から酸素や栄養素を組織に届け、老廃物を回収する。

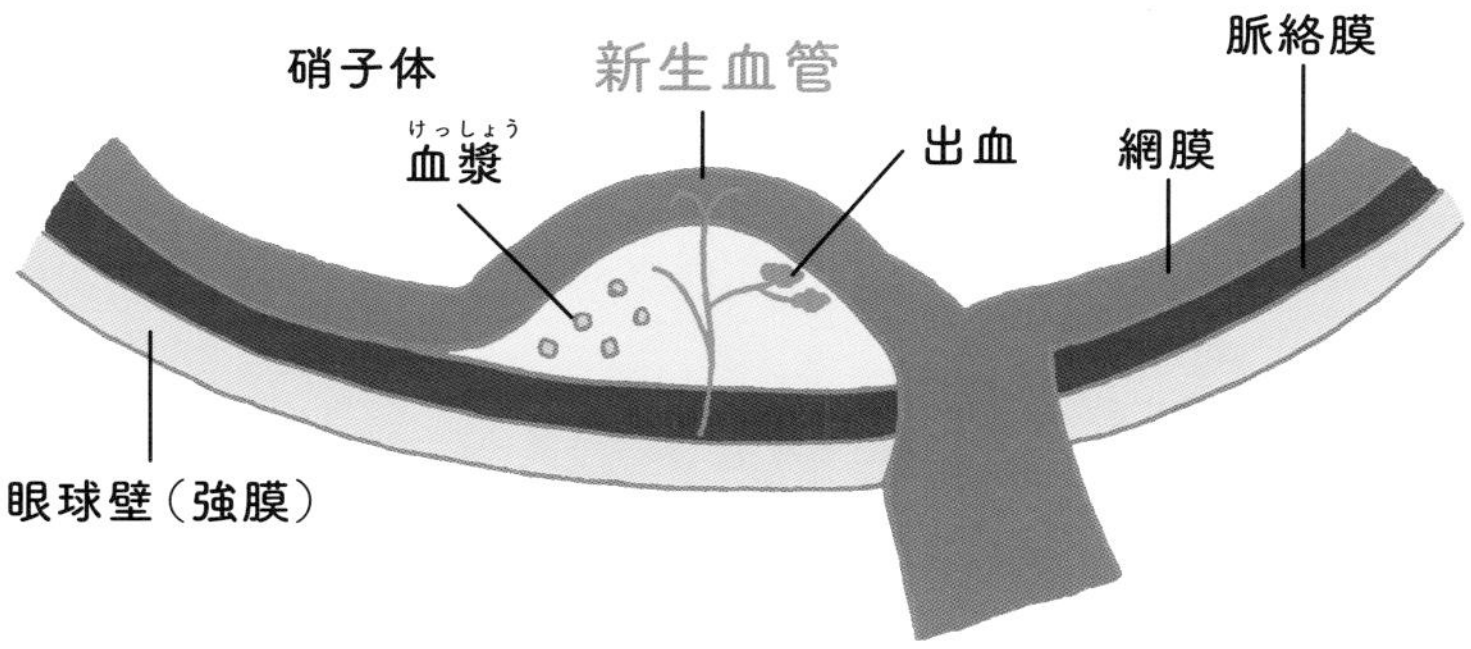

網膜にある毛細血管が糖尿病などで弱くなったり詰まったりすると、酸素や栄養の供給が悪くなり、それを補おうとして、新生血管が伸びてくることがある。しかし新生血管はもろくて切れやすく、眼底出血の原因になることが多い。

眼精疲労はピント調整筋の緊張から

疲れ目や眼精疲労という言葉を聞いたことがあると思います。これは、近くを見続けたために、視力を調整する毛様体筋が緊張し続け、視界がかすんだり、遠くが見えない、目の奥がジンジンするといった目の不調があらわれることです。一時的な目の疲れなら、休めれば回復するのですが、頭痛や肩こりを引き起こすこともあります。こうした状態が日常的に続くと、近視や乱視を自覚したり、疲れがとれない、だるい、やる気が出ない、うつ気分になるなど、全身の不調につながることも少なくないので、侮ってはいけません。

疲れ目の対処法はＰａｒｔ2でも紹介していますが、安易に目薬に頼らず、まず目の使い方を改めることが大切です。スマホの使用時間を短くする、パソコンの作業中は、一定間隔で休息タイムを設け、目を閉じたり、遠方の山やビルなどをぼんやり見るなど、毛様体筋を過度の緊張から解放することを心がけたいものです。

POINT!

視力を調整する毛様体筋がこると
目だけでなく、さまざまな不調に

視力調整筋の緊張で不調に

眼精疲労は、近くばかりを見続けたり、凝視したりすることで、ピント調整を担当する毛様体筋の緊張が続いて起こります。

CHECK!

- 目の奥が痛い ☑
- 目がかすむ ☐
- 目が熱をもつ ☐
- 目が乾く ☐
- 涙が出る ☐
- まぶたがケイレンする ☐
- まぶたが重い ☐
- 目が赤く充血する ☐

→

肩や首がこる
頭痛がする
視力が落ちる
吐きけがする

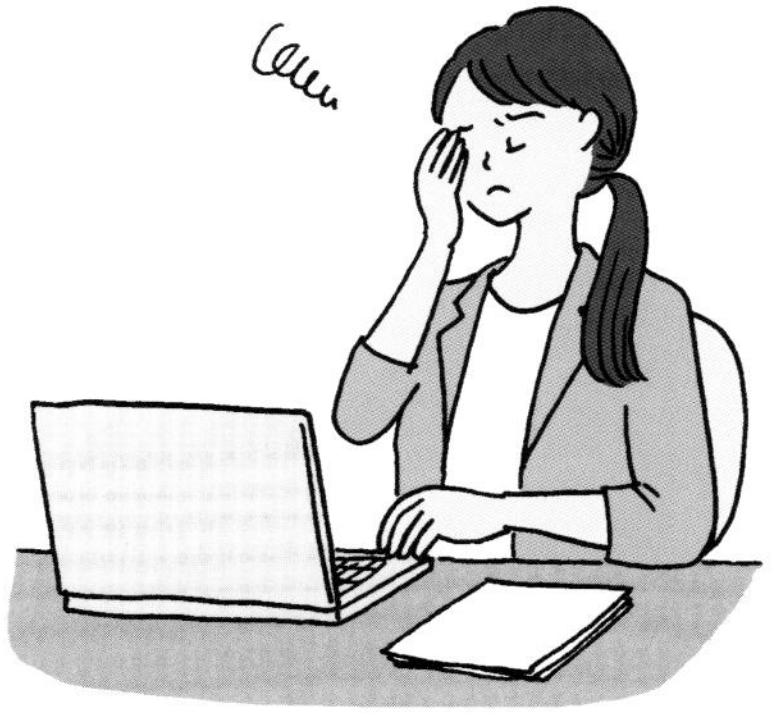

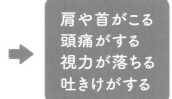

長時間のパソコン作業やスマホの凝視で近くにピントを合わせ続けると、毛様体筋の緊張が続いて負担がかかり、固まった状態に。

目が疲れる原因

〈近くを見るとき〉

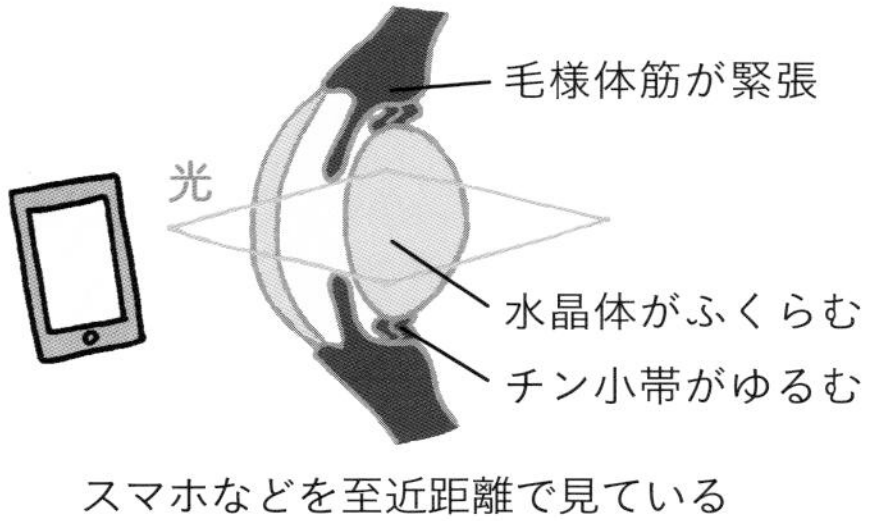
毛様体筋が緊張
光
水晶体がふくらむ
チン小帯がゆるむ

スマホなどを至近距離で見ているときには毛様体筋は緊張し、チン小帯はゆるみ、水晶体は弾力でふくらんで屈折力が強くなる。

〈遠くを見るとき〉

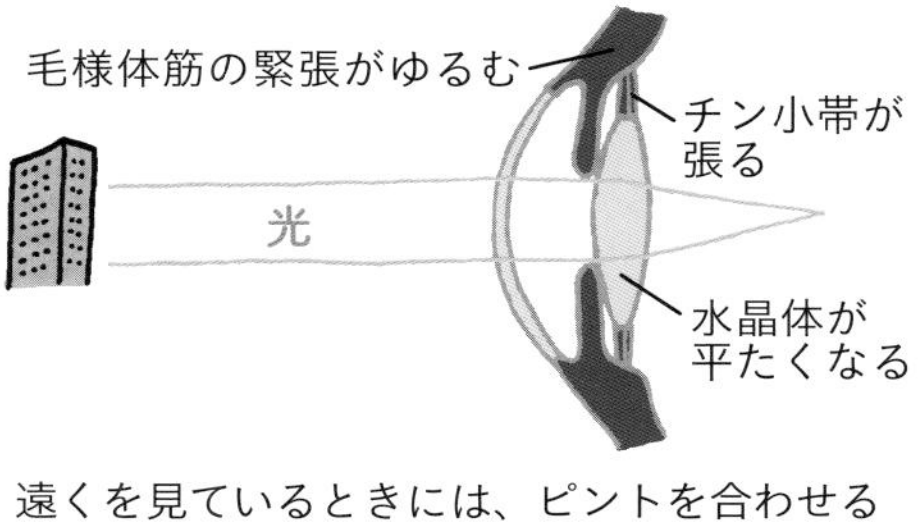
毛様体筋の緊張がゆるむ
チン小帯が張る
光
水晶体が平たくなる

遠くを見ているときには、ピントを合わせる毛様体筋の緊張がゆるんでチン小帯が張る。引っぱられた水晶体は伸ばされて平らになり、屈折力が弱くなる。

近視、遠視、老眼は視力の調節障害

角膜と水晶体で屈折した光が網膜上でぴったり像を結ぶと、物はくっきり見えます。近視の場合、網膜より手前で像を結び、遠くがぼやけて見えます。原因の多くは眼球の長さ（奥行き＝眼軸）で、軸性近視といいます。一度長くなった眼軸は元に戻せません。成長期に適度な日光を浴びないと、目がやわらかすぎて眼圧で眼軸が伸びやすいことがわかっています。子どもの近視予防には、屋外で遊ぶこと、スポーツをすることが大切です。適度な紫外線は眼球の膠原線維《こうげんせんい》を太くかたくし、目の強度が増しかたくなり、眼圧で眼球が伸びるのを防ぎます。遠視は、眼軸が短いために網膜より後ろに像を結ぶことで、近くが見にくい状態です。老眼も同じように近くが見にくくなるのですが、加齢によって水晶体がかたくなることによる屈折力の低下なので、遠視とは原因が違います。近視の人は、近くが見えるので老眼ではないと思っている人もいますが、調節力低下の老眼は近視でも起きます。

POINT!

近視や遠視の原因は主に眼球の長さ。老眼は水晶体の弾力が落ちる老化現象

遠くが見えない、近くが見えない…

遠くが見えない近眼、近くが見えない遠視、
角膜や水晶体がゆがむことで起こるのが乱視。
老眼は、調節機能の低下なので、特に近くが見えにくい！

正視（正常）

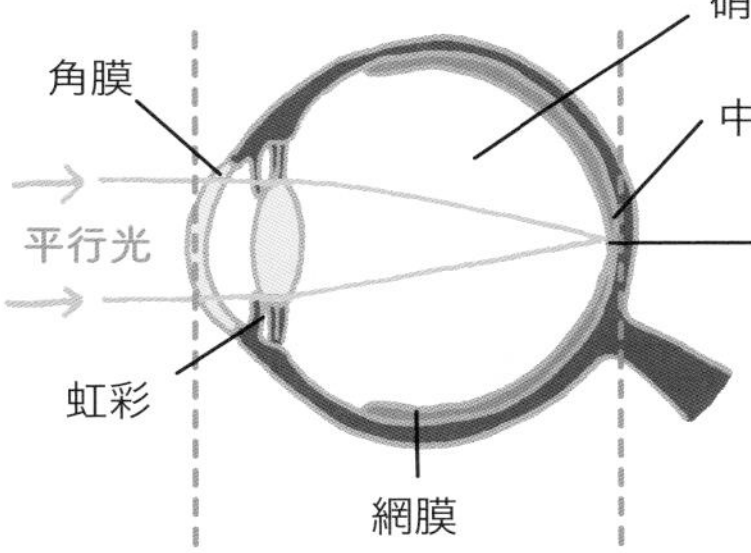
硝子体
角膜
中心窩
平行光
虹彩
網膜

焦点
焦点は網膜上に結ぶ。網膜中心窩できれいに像を得られる。

調節障害（老眼）

レンズの厚みが調整できない。

近視

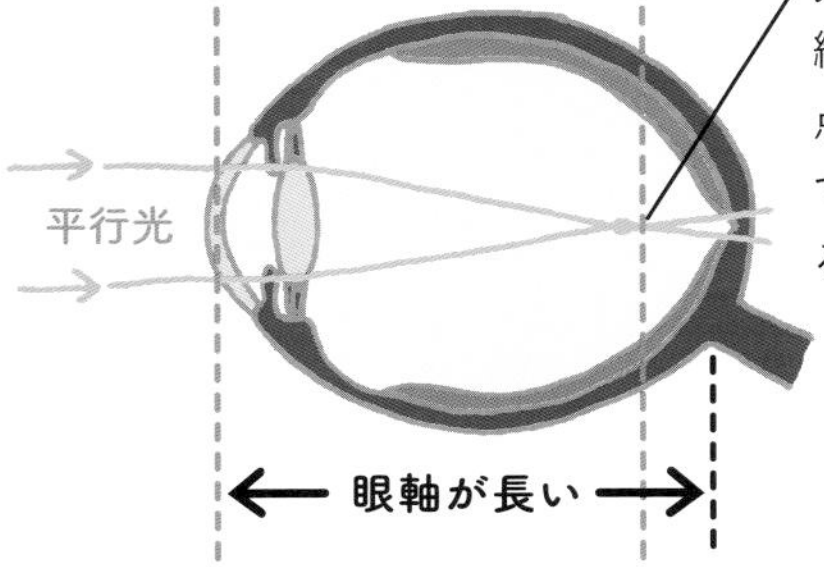
平行光
眼軸が長い

焦点
網膜より手前で焦点を結ぶ。網膜上ではボケた像になる。

遠くが見えない！
Left

遠視

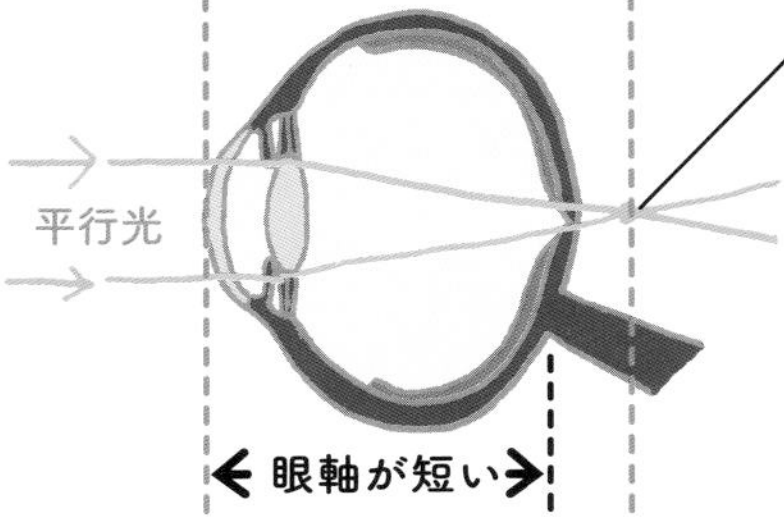
平行光
眼軸が短い

焦点
網膜より奥で焦点を結ぶ。網膜上ではボケた像になる。

近くがよく見えない！

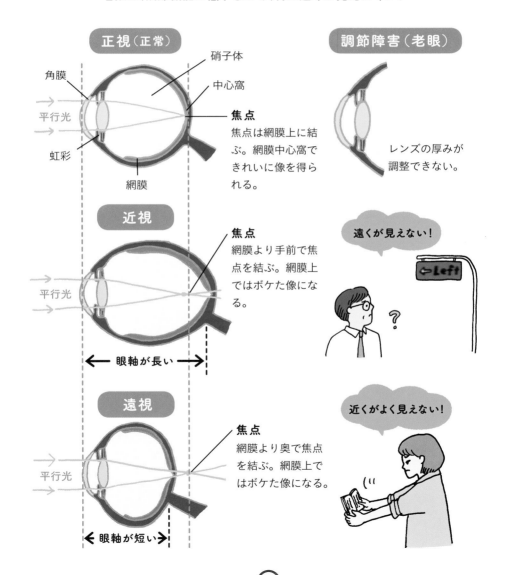

直射日光を甘く見てはいけない！

白

人に比べて虹彩の色が濃い日本人は、まぶしさに強い傾向があります。しかし、紫外線が目に及ぼす悪影響は想像以上です。適切なサングラスをかけることは、目の寿命を延ばすためにとても重要。カッコつけているようで恥ずかしいという人がいますが、紫外線による白内障や黄斑変性症を防ぐための防衛具として必須なのです。

有害な紫外線をカットするなら濃い色のサングラスを選んだほうが効果的と思うかもしれませんが、それも早計です。雪山などは別として、濃い色のサングラスで視界が暗くなると、光をとり入れようとして瞳孔が開きます。すると、サングラスと顔のすき間から入ってくる紫外線が、開いた瞳孔から容赦なく目を傷めつけます。紫外線や青紫の光を吸収するけれど暗くはならない薄い黄色系のサングラスなら、瞳孔が開きすぎず、横からの反射光も入りにくくなります。サングラスは黄色や薄茶色がより目を守ると覚えておきましょう。

POINT!

紫外線量に合わせたサングラスで目のダメージを避けよう

紫外線対策はサングラスと日よけ

街でも紫外線は容赦がありません。恥ずかしがらずにサングラスをかけましょう。正しいサングラス選びのコツは……

街の中で

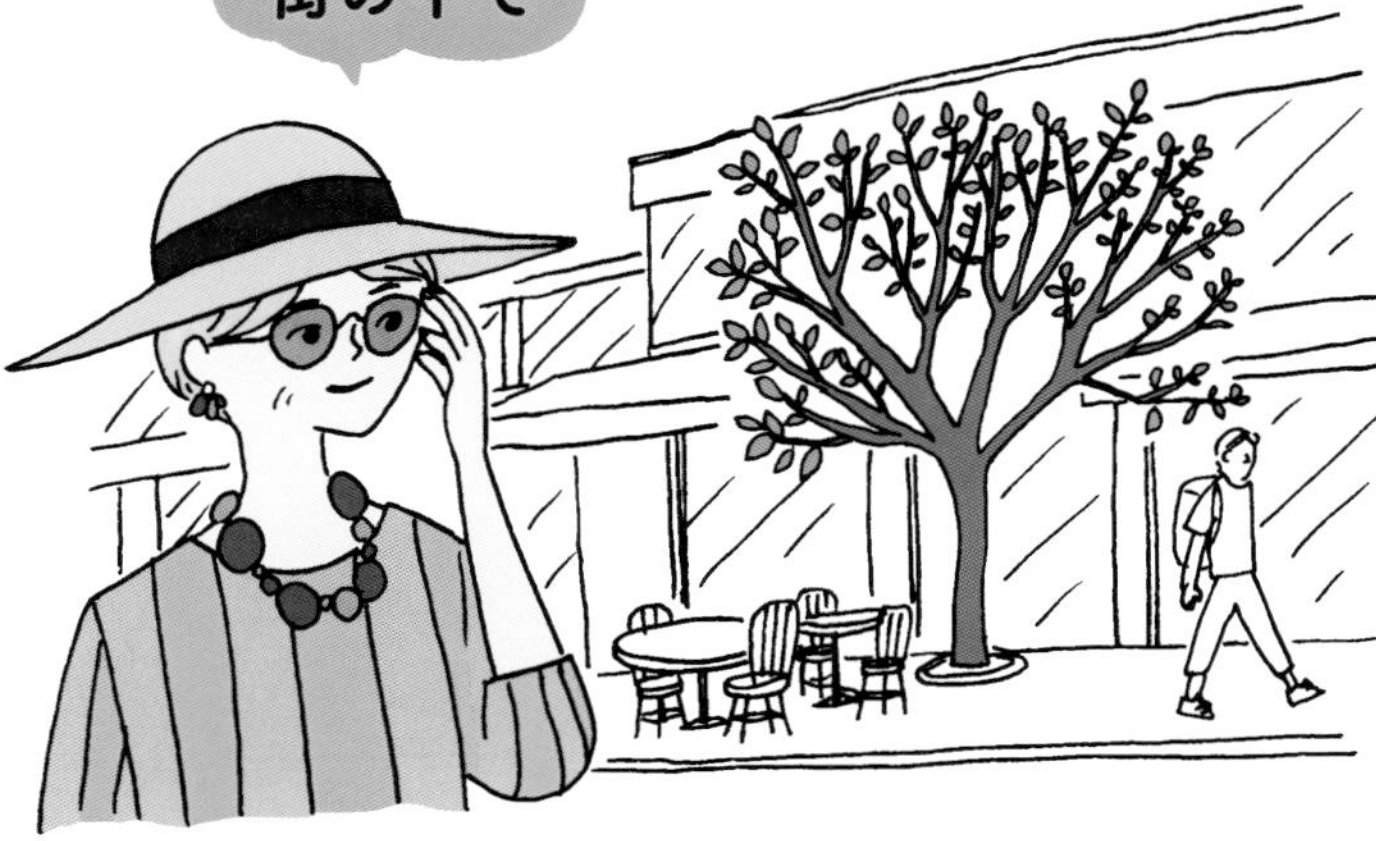

街の中では薄い黄色系のサングラスがおすすめ！　紫外線や青紫の光をカットする。

紫外線の強い屋外で

紫外線の強い海辺や山などでは、サングラスだけに頼らず、日よけのパラソルや木陰に入り、横から目に入る紫外線も減らす努力を！

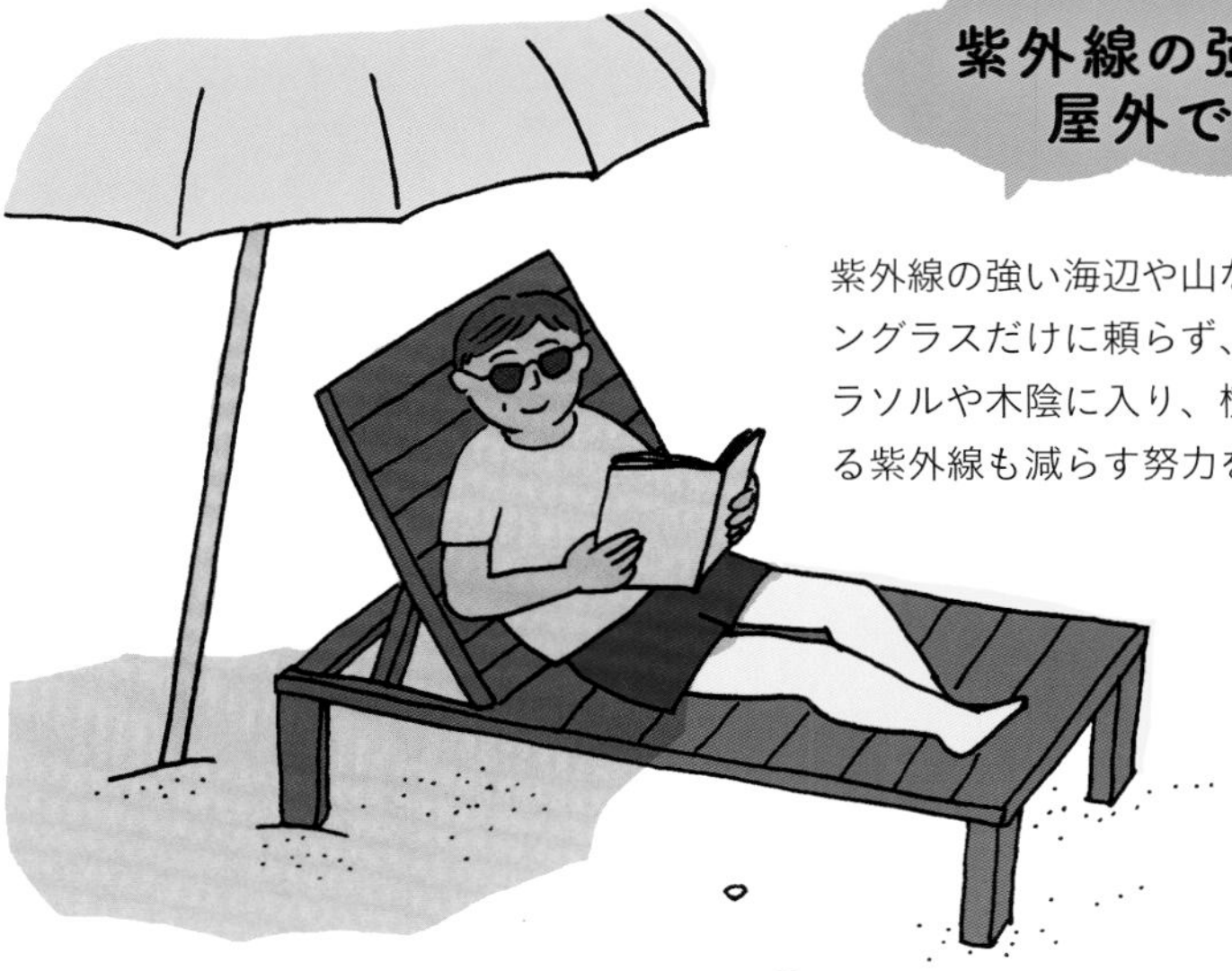

目にいいコンタクトレンズなんてない！

近視の人が視力を調整する方法はメガネとコンタクトレンズがメイン。メガネは手軽で安全性も高いけれど、かけるわずらわしさがあり、見た目の点ではコンタクトのほうが自然です。健康な目にコンタクトレンズを装用することに問題はありません。

ただ、どんなによいコンタクトレンズでも、目に供給する酸素の量を１００％にはできないことを知っておいてください。目を保護する役割もありません。「目にやさしいコンタクトレンズ」が目を守ると思っている人がいますが、これはまちがいです。

コンタクトは、装用しているとカルシウムやたんぱく質がついて酸素透過性が下がり、角膜は酸素不足を起こします。目が乾きやすいなどのデメリットも。ソフトコンタクトレンズとハードコンタクトレンズは長所と短所を理解して選びましょう。いずれも装用時間は1日8時間までとし、メガネと併用しましょう。痛みや赤みなどの異常を感じたらすぐに眼科へ！

POINT!

コンタクトレンズは短所も理解して、装用時間を守って利用すること

コンタクトはメガネとの併用を

**酸素透過性の高いコンタクトでも、裸眼に比べたら負担です。
コンタクトの装着は1日に8時間くらいまでとし、
あとはメガネを使いましょう。**

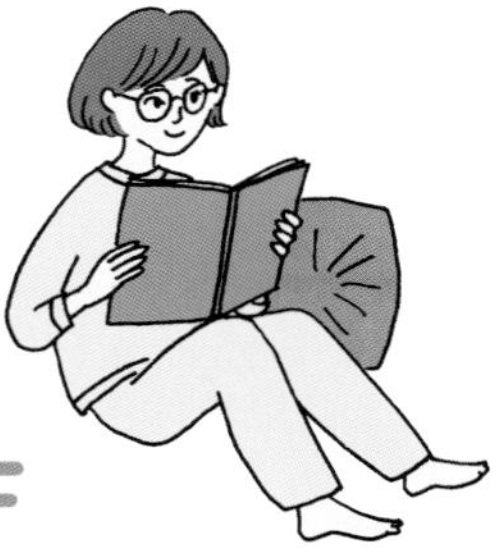

OFF

帰宅したらコンタクトをはずして、メガネに！　こうすることで、目の酸欠を防げる。メガネの度数は暮らしに合わせて（p.98も参照）。

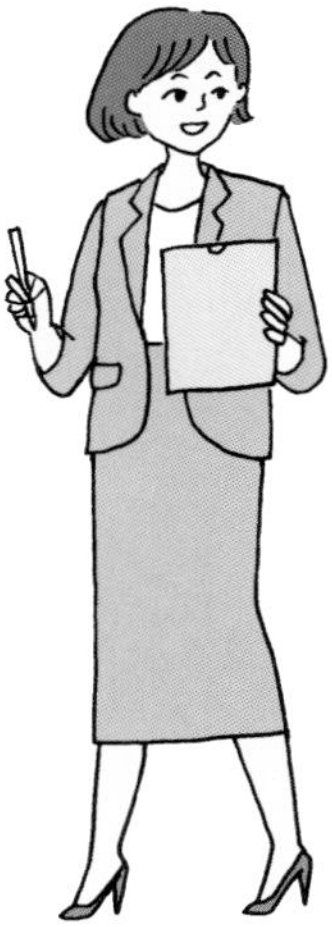

ON

仕事や屋外での作業、スポーツなど、コンタクトのほうが都合がいいときはコンタクトを装用する。

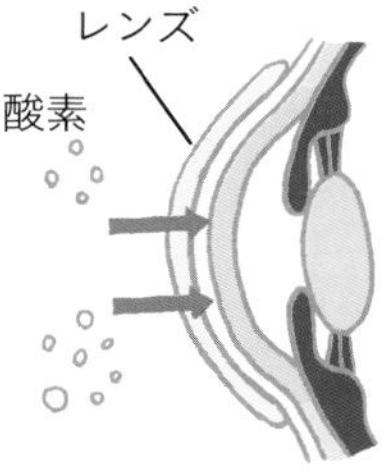

ソフトコンタクトレンズ

レンズが角膜をほぼおおってしまい、レンズと角膜の間の涙の入れかえが少ないため、酸素はほとんどレンズを通して供給される。

【メリット】　**違和感が少ない**
【デメリット】　**角膜の傷や痛みなどの異常に気づきにくい**

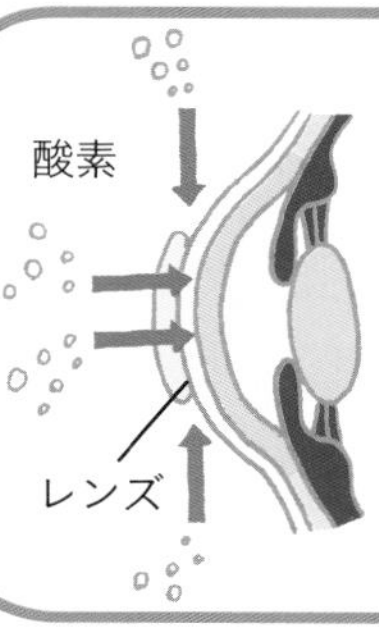

ハードコンタクトレンズ

レンズは角膜の中央に浮いているような状態で、レンズと角膜の間の涙が入れかわり、涙を通して酸素が供給される。レンズを通して酸素供給があるものも。

【メリット】　**比較的酸素が届けられる**
【デメリット】　**異物感が強く装着がむずかしい。はずれやすいので激しい運動には向かない**

アトピー性の目の病気が増えている

目はとても繊細な組織なのに守るものがなく、露出しています。そのため、外的な刺激で傷つくことが多いのが特徴です。最近急増しているのは、花粉症やアトピー性皮膚炎のかゆみで、目や目の周囲をかいたり、たたいたり、こすったりする力で、白内障や網膜剥離を起こしてしまう症例です。特にアトピー性皮膚炎の場合、目に直接ふれなくても、強くこすったり、かいたりすることで角膜や水晶体、網膜に力が加わり、白内障や網膜剥離、網膜裂孔《もうまくれっこう》、円錐角膜《えんすいかくまく》（角膜の変形）などを起こします。アレルギー症状を抑えるステロイド治療で、眼圧上昇や白内障が起こることもあります。

網膜剥離を起こすと、最初はゴミのようなものがちらついたり、物がゆがんで見えたり、視野が欠けたりします。網膜剥離は時間がたつほど治療がむずかしくなるので、できるだけ急いで眼科を受診することが大切です。裂けた網膜は近代的な硝子体手術で治せます。

POINT!

無意識に目やその周囲をさわることは、眼底の網膜をはがすほどの刺激になる

繊細な目を傷つけてしまうかきむしり

かゆみをガマンするのはつらいもの。無意識にふれたりかいたりして、目の組織を傷つけてしまうので要注意です。

目をかいてしまう理由

- 花粉症
- 目の周囲のアトピー性皮膚炎
- 皮膚の乾燥　など

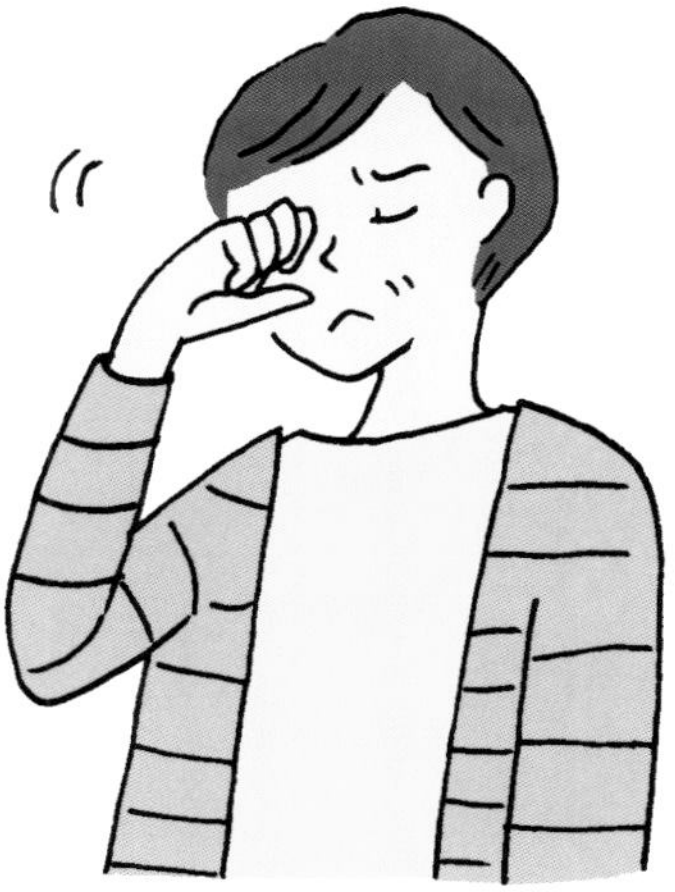

目の周囲の皮膚をかくことが物理的な刺激となり、白内障や網膜剥離、円錐角膜が起こる！　1回の刺激は少なくても、頻繁にかくと、ダメージの蓄積に。

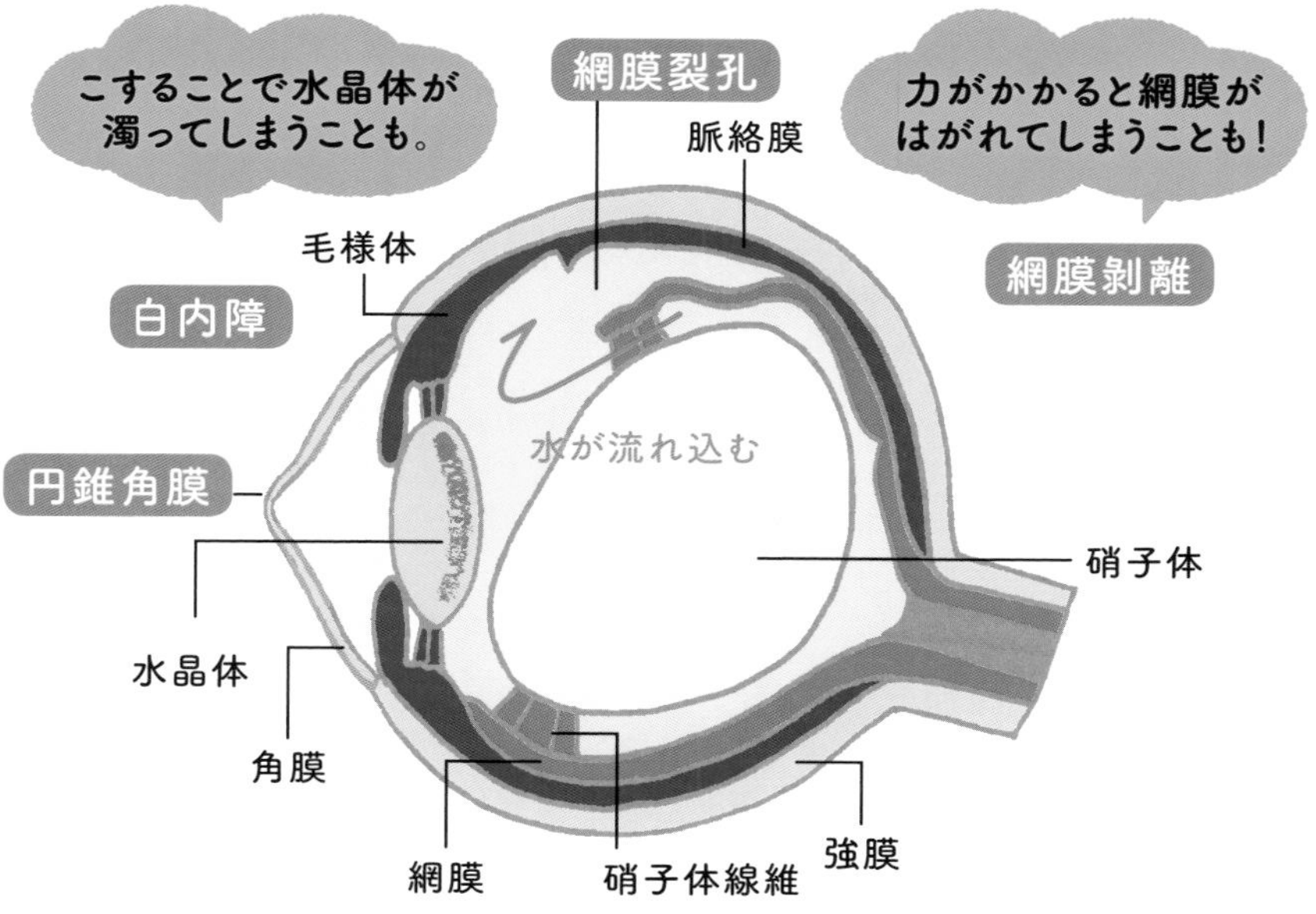

こすることで水晶体が濁ってしまうことも。
網膜裂孔
脈絡膜
力がかかると網膜がはがれてしまうことも！
毛様体
網膜剥離
白内障
水が流れ込む
円錐角膜
硝子体
水晶体
角膜
網膜
硝子体線維
強膜

身近な目の病気！
思い当たったら眼科へ

飛蚊症《ひぶんしょう》

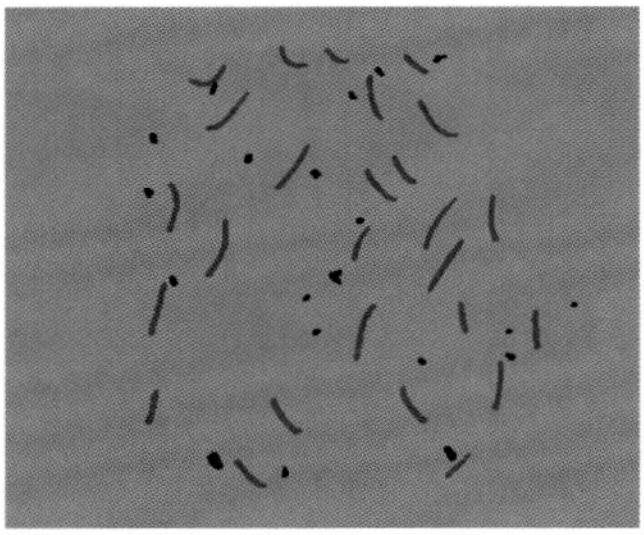

視界の中に、黒い虫やゴミのようなものがちらつき、視線を動かすといっしょについてきたりする症状があらわれたら飛蚊症の疑いがあります。眼球の中を満たすゲル状の硝子体がゆがんだり、濁ったりすると、その影が網膜に映り、ゴミのように見えるのが原因です。加齢によって硝子体が萎縮して、網膜からはがれて起こることもあります。これは網膜剥離の初期症状のこともあるので、気がついたら一度受診して確認を。

閃輝暗点《せんきあんてん》

視界の中に、突然いなずまのようなギザギザの強烈な光が走る症状。片頭痛の前兆としてあらわれることもあります。いなずまの大きさはいろいろで、数分から1時間程度症状が続き、自然におさまることが多いのが特徴です。片頭痛が伴う場合、脳の血管が収縮することが原因の場合が多いのですが、まれに、脳血栓、脳梗塞、脳腫瘍といった脳の病気のこともあるので、眼科を受診し、目に問題がない場合には、神経内科などを訪れてみることをおすすめします。

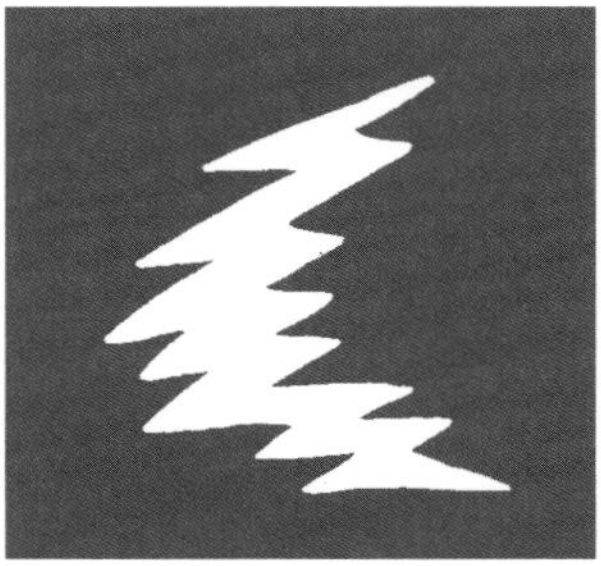

光視症《こうししょう》

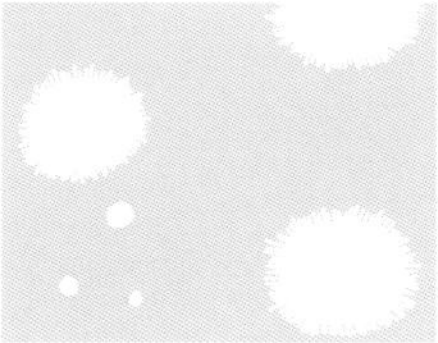

視界にチカチカ光ったものがちらつく症状で、眼球の中を満たしている硝子体が萎縮したり、液化して網膜からはがれるときに（硝子体剥離）起きることが多く、はがれてしまうと光は消えるのが特徴です。同時に網膜が裂けてしまったり（網膜裂孔）、網膜が眼底からはがれていること（網膜剥離）もあるので、硝子体手術に精通した眼科を受診しましょう。

眼瞼下垂《がんけんかすい》

まぶたがたれ下がる病気で、多くは加齢などが原因でまぶたを支える腱などがゆるんで起こるのですが、症状が悪化すると、たれ下がったまぶたが眼球にかかり、物が見にくくなったり、眠そうなぼんやりした表情に見えたりします。生活が不便なほどに進行した場合、まぶたを上げる、挙筋前転手術を行いますが、まずは眼科を受診して症状をみてもらいましょう。

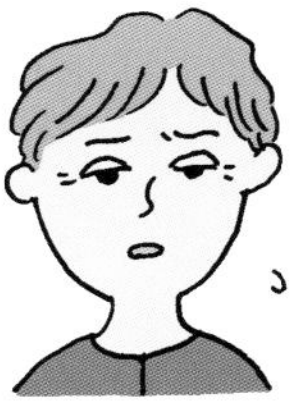

結膜炎

白目やまぶたの裏をおおう結膜の細い血管が充血したり、炎症を起こした状態をいいます。原因によって、細菌性、ウイルス性、アレルギー性などがあり、乾燥、薬物、ゴミが入った、外傷を受けたことが原因で起こることもあります。

角膜炎・角膜障害

目の最も外側にある角膜に傷がついて炎症を起こし、また、そこに菌やウイルスが繁殖して感染を起こしていることもあります。多くの場合、コンタクトレンズを不潔にとり扱ったり、長時間装用して傷がつくのが原因。早急に眼科の受診が必要です。

column

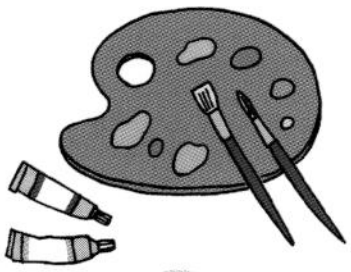

01

名画を見るとわかる画家たちの見え方と目の病気

画家にとって目は最も重要です。「睡蓮」で有名なモネは60歳には自然の色彩と光を忠実に描けましたが、80歳では茶褐色にくすんだ色で形態もくずれ、典型的な白内障の症状でした。手術を受けたものの、当時、眼内レンズはないので分厚いメガネをかけ、水晶体の濁りが残ってよく見えず、タッチが大まかな睡蓮の絵となりました。

子どもと母親の愛を描いた女流画家のカサットは糖尿病と白内障で、手術しましたが失明しています。カサットの恋人でバレリーナを描いたドガは網膜色素変性症で、最初は細密な具象画が、病気で視野が狭く見えにくくなってパステル画に変わり、晩年は失明して手探りで粘土塑像を作っています。「叫び」のムンクは硝子体出血でしばらくは目が見えずに絵が描けませんでした。ゴッホは当時の精神病の治療薬として使われていたジギタリス中毒で、物がすべて黄色く見える黄視症《おうししょう》となり、黄色い世界で発見したひまわりを描いたのです。

名画は実は、画家の目の病気と密接な関係があるのです。

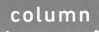

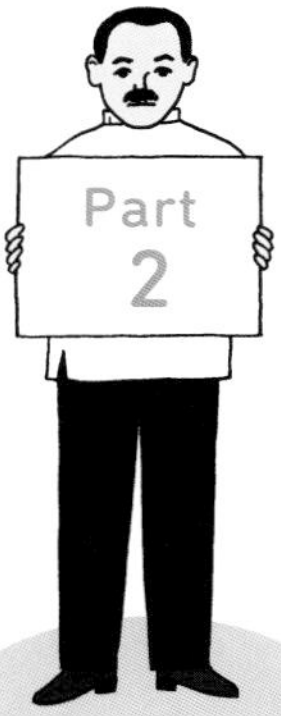

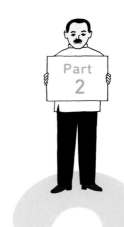

2

目の健康に役立つ暮らし方

日々増えている目への負担を、少しでも減らすことができる生活習慣を紹介します。目を休め、目を守り、暮らしの質を上げましょう。

眼球体操は網膜剥離を招く最悪の習慣

眼球を動かす眼トレ（眼球体操）で目がよくなるというハウツー本が出版されていますが、眼科医としてはあきれるだけでなく、危機感さえ持っています。足の筋肉や腹筋と同様に、目の筋肉を鍛えようと、眼科専門医ですらない人がすすめているのは大問題です。

眼球は体の中で最も複雑で繊細な組織。脳と同じと言ってもいいくらいです。幼児の頭を激しく振れば脳障害が起きます。目も同じで、激しく動かすと障害が起きます。目の大部分を占める硝子体《しょうしたい》は、硝子体線維が網膜《もうまく》に枝を張ることで固定されています。大人になると硝子体が少しずつ収縮して小さくなるので、眼球を激しく動かすと硝子体が揺れ、網膜に張った線維が引っぱられて網膜が破れ、その下に水が入り、網膜剥離《もうまくはくり》を起こすことがあります。

私の病院にも眼トレをして網膜剥離を起こし、駆け込んできて手術をした人が何人もいます。根拠のない健康法にあおられて、視力を失うことなど、絶対にあってはなりません。

POINT!

繊細な目の組織に負担をかけると網膜などは簡単に破れてしまう

眼トレは厳禁！ 網膜剥離の大きな原因

眼を左右に勢いよく動かしたり、無理にぐるぐる回したりする、いわゆる眼トレは目の組織に大きな負担をかけます。

眼トレは硝子体を揺らし、網膜が破れることも

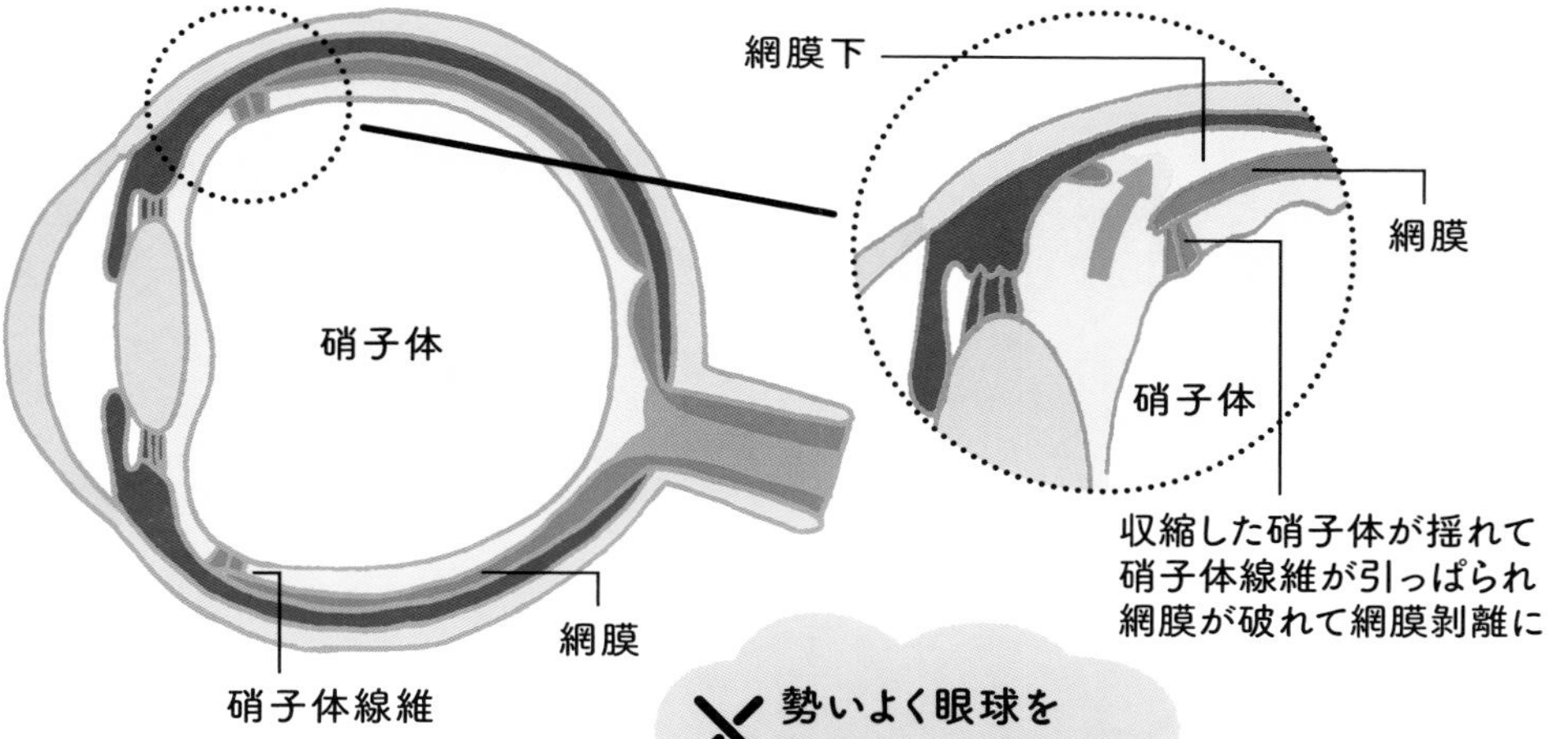
網膜下
網膜
硝子体
硝子体
収縮した硝子体が揺れて
硝子体線維が引っぱられ
網膜が破れて網膜剥離に
網膜
硝子体線維

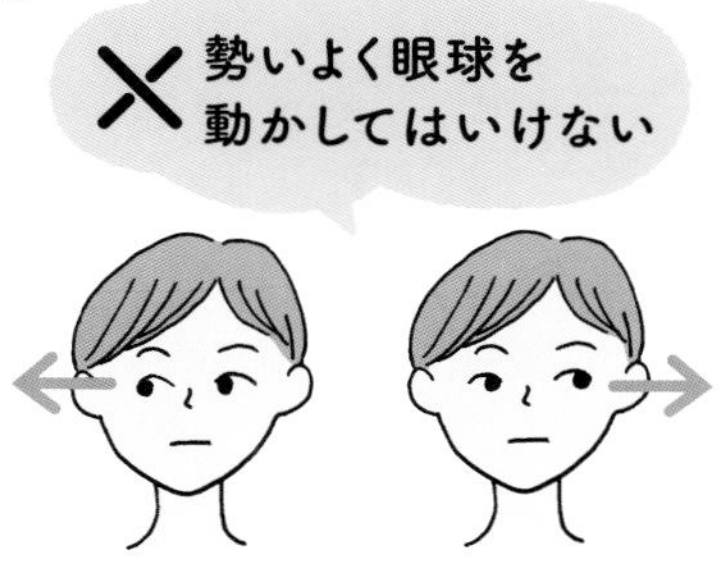
勢いよく眼球を
動かしてはいけない

眼球を左右に勢いよく動かしたり、
ぐるぐる回したりする「眼トレ」は
硝子体線維に負担がかかる。

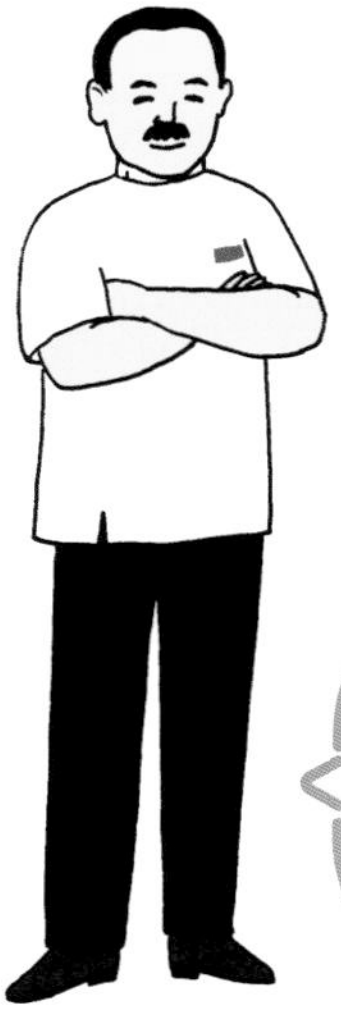

眼トレにがんばってトライして、
かえって目を傷めつけているなんて、
バカらしいと思いませんか？

根拠のない目の健康法を信じないこと

近視や疲れ目を治したい、目の不調をなんとかしたいという人が増え、目の簡単健康法が世にあふれています。しかし、医学的に考えると効果のないものばかりなのです。かけるだけで近視や老眼がよくなるという穴あきメガネは、近視や老眼の人が目を細めると少し見えるように感じるピンホール効果と同じです。しっかりは見えませんし、かけることで近視や老眼が治ることもありません。目を細めても近視や老眼が治らないのと同じです。

特殊な模様や遠くの風景写真などを見ると目がよくなるというのもでたらめです。遠景の写真でも、実際に目との距離は40㎝ほど。視力調整筋はゆるみません。3Dアートを見ると目がよくなるというのもうそ。左右の目で角度の違うものを見て、一つの画像として脳に錯覚させる「錯視」という現象で、目の神経と脳の両方がとても疲れます。立体映画を見たあとに疲れた経験はありませんか？　安易な方法に飛びつくと、目の健康を損ないます。

POINT!

ピンホールメガネも目にいい絵も根拠がないだけでなく有害なことも！

簡単健康グッズで目はよくならない

目のためになるかならないか、専門医の視点で分析します。
論理的なセルフケアで結果が出せればやりがいもあります。

✕ ピンホールメガネで視力は改善しない

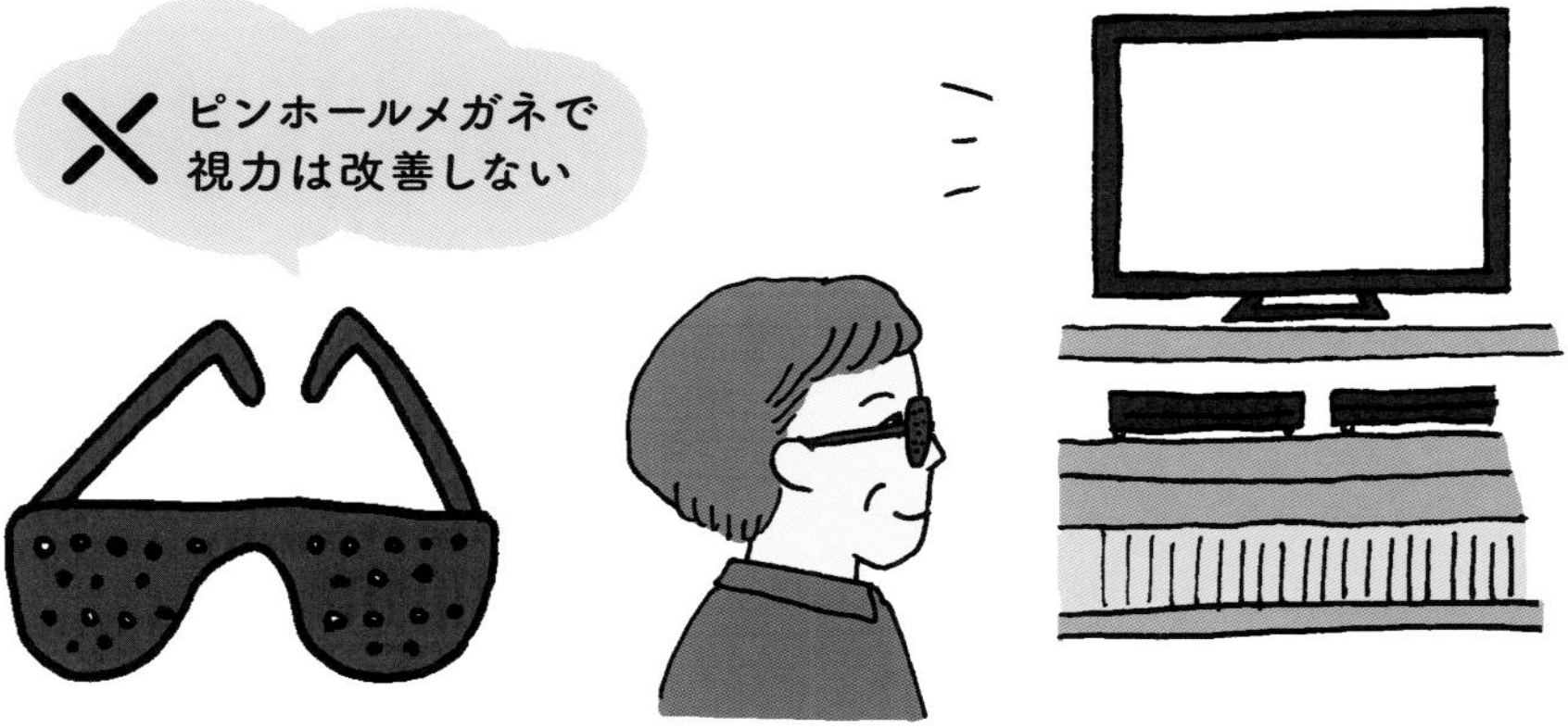

小さな穴を通してみると、少しよく見えるように感じるのは、近視や老眼の人が目を細めると若干見えるのと同じ。目そのものが改善することはなく、治療効果もない!

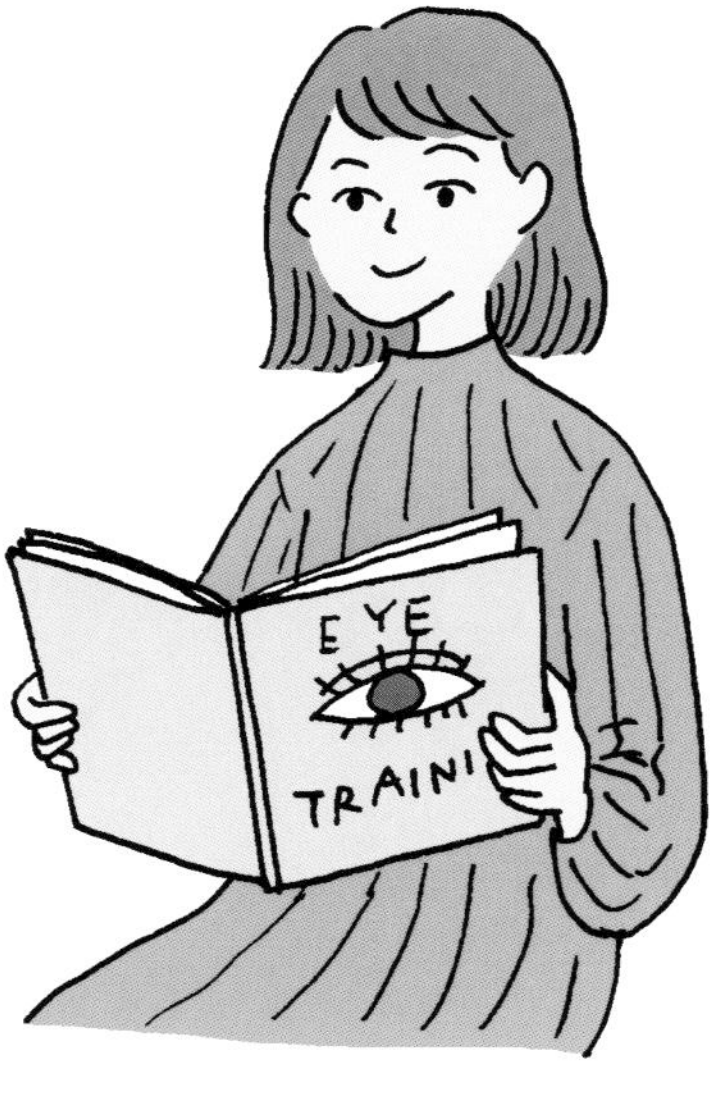

✕ 見るだけで目がよくなる絵はない

見るだけで視力が改善する写真や絵、3Dアートで近視や老眼が治るというのも、医学的に考えると全く根拠がない。遠い景色の写真でも、写真自体は近いので、遠方を見るリラックス効果はない。3Dアートは錯視利用のアートで、かえって目に悪く、疲れる。

目は洗ってはダメ！ 涙を大切にしたい

目は開いているときは常に外界と直接接触している繊細な臓器です。目を防御しているのは涙だけ。涙は油層と水層とムチン層からなり（p.23参照）、この3層で角膜《かくまく》の透明性と平滑性を保っています。この3層の成分を洗い流すのは、脳から頭蓋骨などをはずしてむき出しの状況にしているのと同じです。洗眼はそのくらい危険なことなのです。

プールの洗眼器で目を洗う習慣はもちろん、花粉症対策にカップに入れた洗眼液で目を洗う製品まで出てきて冗談かと思いました。大切な涙を洗い流し、無菌とは言えない水道水や洗眼液で洗うのは百害あって一利なし。目を洗うのは、ゴミや薬物などが入ったときだけです。

水泳時はゴーグルをつけ、花粉対策には防塵メガネなどを。マイボーム腺の詰まりの原因になるアイシャドーなどは控えめに。コンタクトを長くつけていると涙の酸素不足で角膜障害を起こすので装用は8時間以内に。涙の層を正常に保つのが角膜を守る最善の策です。

POINT!

涙は最も重要な目の保護層。水道水や洗眼液で貴重な涙を失わないで

目を洗っても清潔にはならない！

プールのあとに目を水道水で洗うことや、市販の洗眼液を使うことは、目を守る大切な涙を洗い流してしまうだけでなく、NGだらけ。

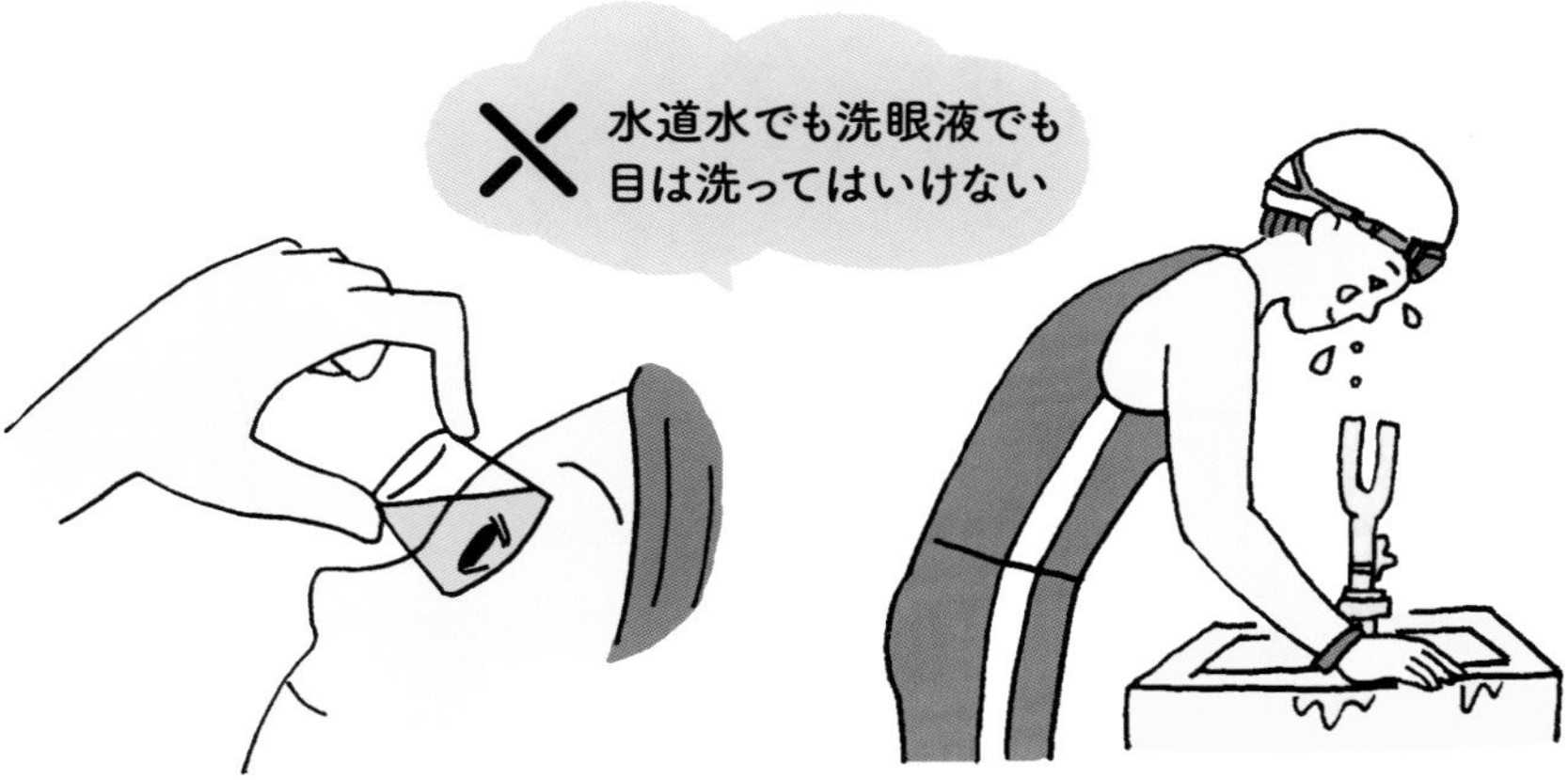
水道水でも洗眼液でも
目は洗ってはいけない

洗眼液は大切な目の油脂や角膜を保護するムチンなどを洗い流してしまう。カップを繰り返し使うなど、目を汚しているようなもの。

水道水も無菌ではない。塩素も含まれている。洗ってもけっして清潔にすることにならない。

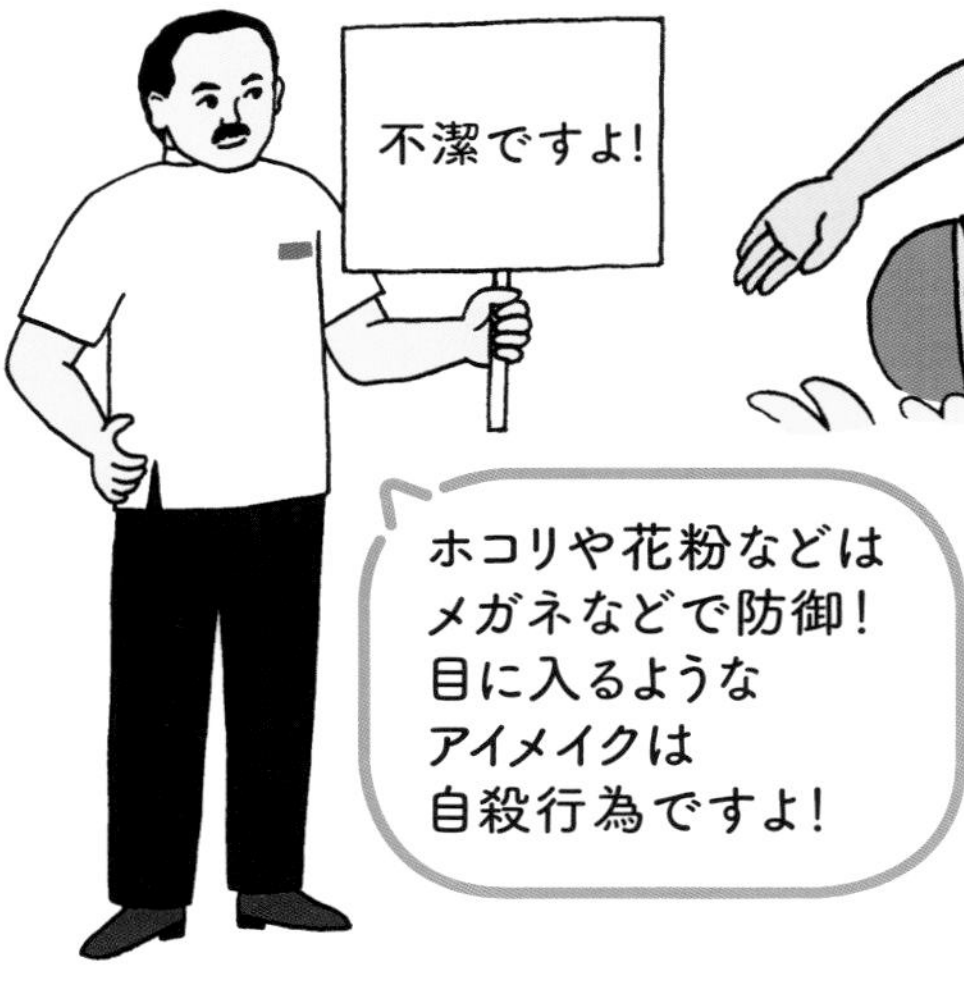
不潔ですよ！
ホコリや花粉などは
メガネなどで防御！
目に入るような
アイメイクは
自殺行為ですよ！

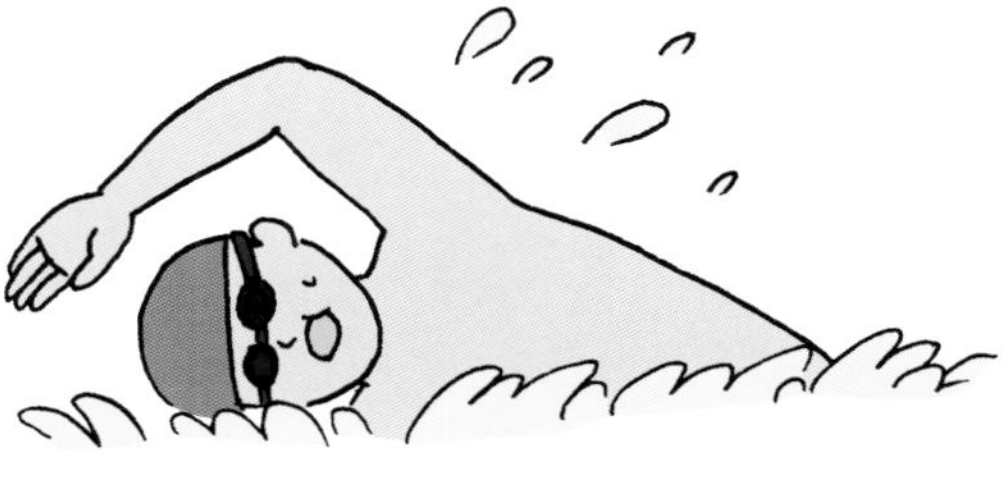

プールではゴーグルを

プールの水は細菌が多く、そのために消毒用の塩素も入っている。直接プールの中で目をあけると、雑菌が入るだけでなく、角膜の細胞も傷める。

目のためにとりたい緑黄色野菜の色素

目にいい食材というと、すぐにブルーベリーが思い浮かびますが、実は、有用なのはカロテノイドという色素です。特に先進国の失明の第一原因である加齢黄斑変性《かれいおうはんへんせい》症の予防に重要なのが、ルテインやゼアキサンチンという黄色の色素。緑黄色野菜に多く含まれていて、摂取すると色素が黄斑部《おうはんぶ》に集まります。この黄色の色素は抗酸化作用が強く、活性酸素をとり除くだけでなく、短波長光のブルーライトを吸収して網膜を守ってくれます。

現代はパソコンやスマホが生活の必需品。しかし光源のLEDは短波長のブルーライトで、網膜障害を起こしやすいのです。室内の照明や車のライトなどもLEDになりつつあり、今10代の若者が40代になるころには黄斑部の障害が進み、加齢黄斑変性症などの網膜障害の患者が増えるだろうと心配です。ルテインやゼアキサンチンをとり、あわせてビタミンC＋ビタミンEもとりましょう。ターメリックも目を守ります。食事で目を守ってください。

POINT!

目にいいのは赤から黄色の色素成分。ルテインとゼアキサンチンが2トップ

特効色素成分はこの野菜からとる!

ルテインやゼアキサンチンが多いのは、圧倒的に緑黄色野菜。ここで紹介するほかにも、緑やオレンジ色、黄色の野菜を推薦!

ルテインが多い野菜

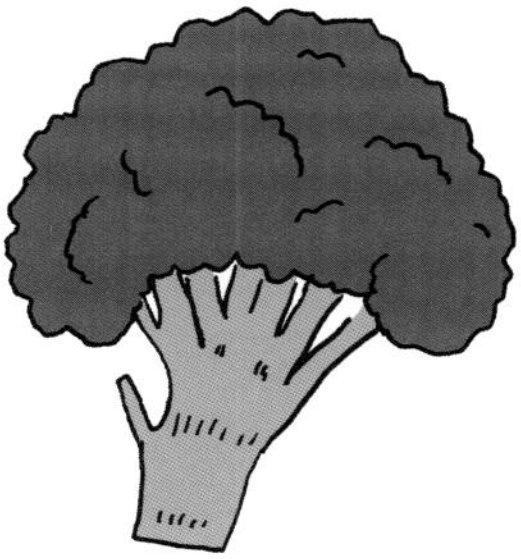

ブロッコリー

ブロッコリーはルテインが非常に多く、また、ビタミン類や、抗酸化成分スルフォラファンも豊富。

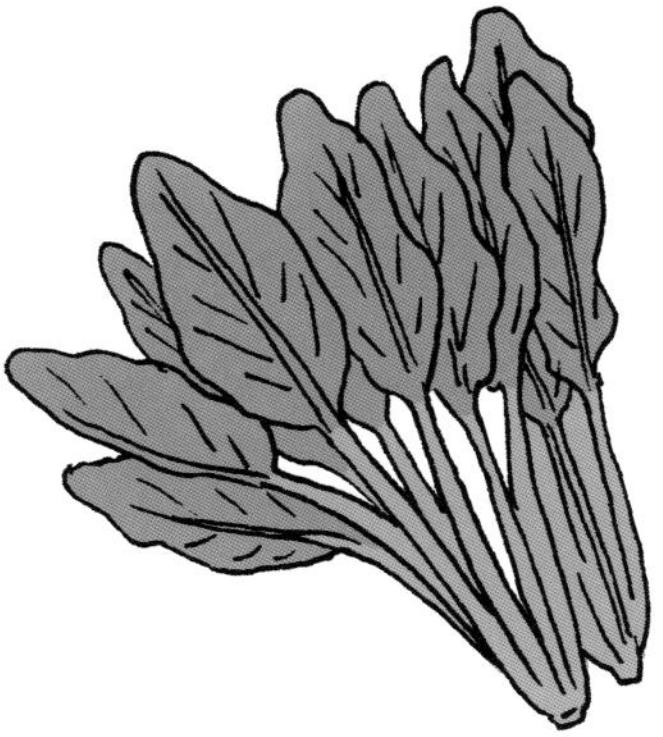

ほうれんそう

ほうれんそうはおすすめの緑黄色野菜の代表。ルテイン、ゼアキサンチンともに多く含み、身近で料理のバリエーションも多い!

ゼアキサンチンが多い野菜

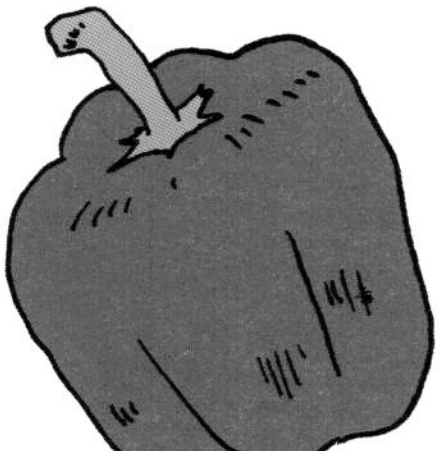

パプリカ

パプリカのゼアキサンチン含有量は抜群。赤、黄色、オレンジ色、いずれも優等生。特に赤パプリカやその仲間のとうがらしにはカプサンチンも豊富で抗酸化作用が高い。

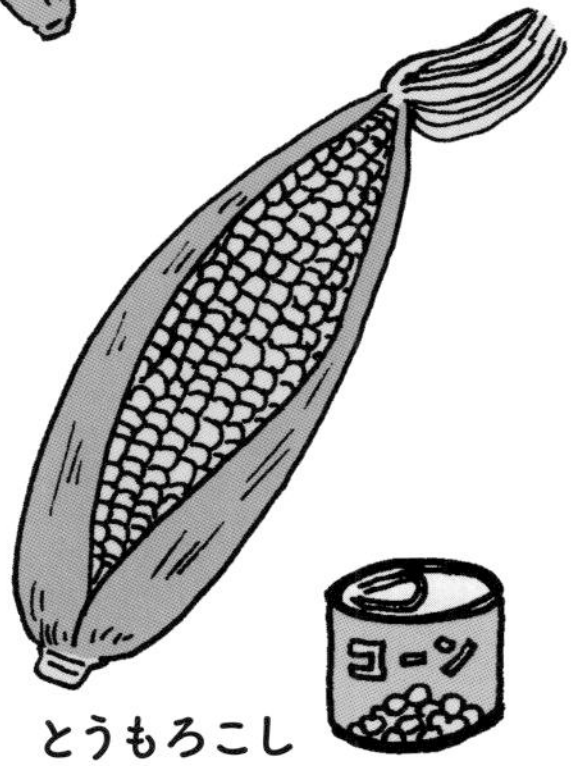

とうもろこし

コーンの黄色い色素にもゼアキサンチンがたっぷり。栄養素の豊富な旬の時期に収穫された缶詰もおすすめ。

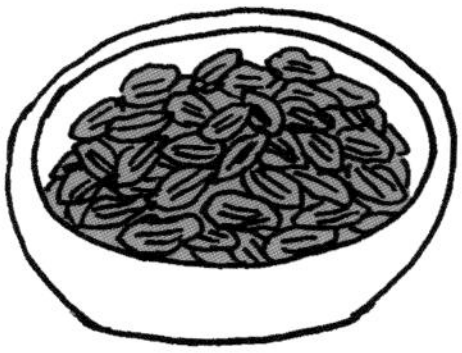

クコの実

漢方の生薬でもあるクコの実は目にいい薬膳食材。ドライなので保存性も高い。

生で食べる

**最もおすすめなのは生で食べられる野菜はそのまま食べること。
油といっしょにとると吸収がよくなるので、
良質な油を使ったドレッシングを合わせるのもおすすめ。**

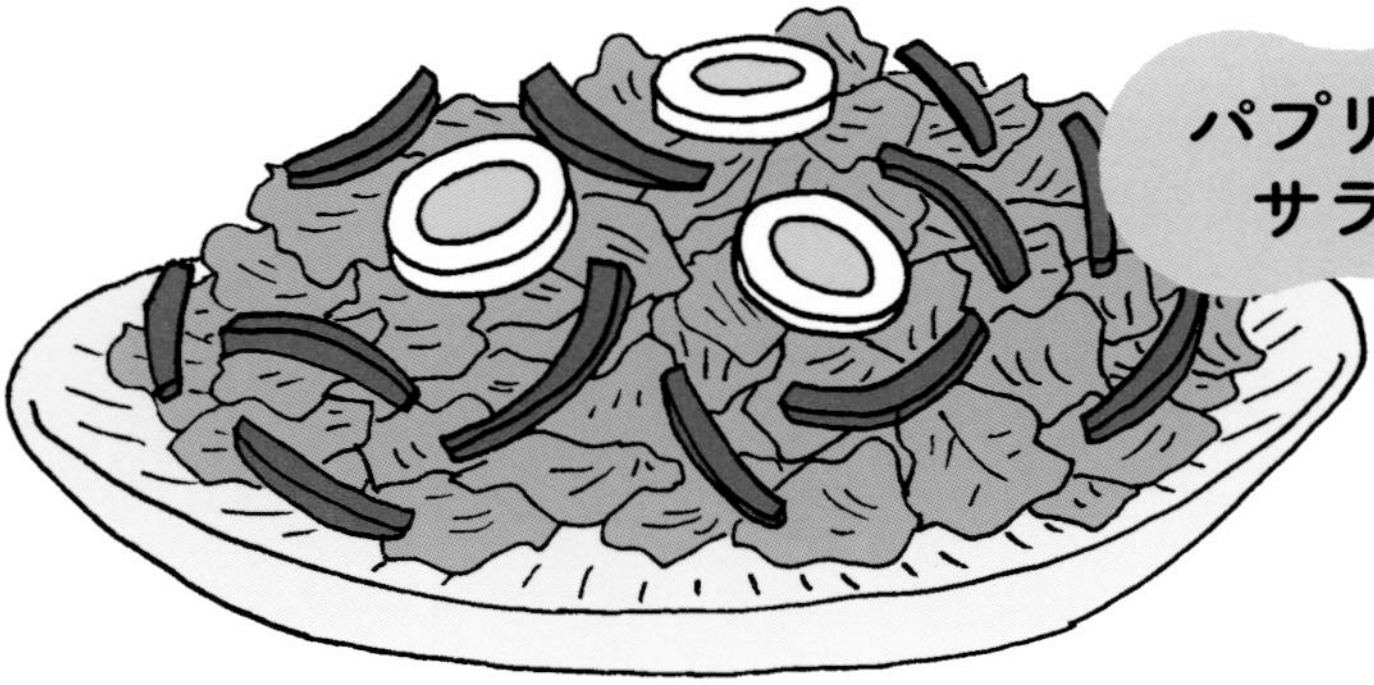

パプリカのサラダ

生のパプリカを細切りにし、レタスなどの葉野菜、ゆで卵と合わせたサラダ。卵黄にはルテイン、ゼアキサンチンの両方が含まれていて、卵白は良質なたんぱく質なので、組み合わせるのがおすすめ。

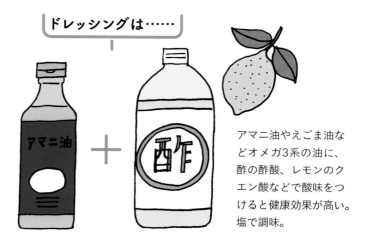

ドレッシングは……

アマニ油やえごま油などオメガ3系の油に、酢の酢酸、レモンのクエン酸などで酸味をつけると健康効果が高い。塩で調味。

加熱して食べる

蒸す、電子レンジで加熱する、ゆでるなど、加熱調理もおすすめ。
温サラダ、おひたしやあえ物に。
パスタやサンドイッチは糖質が多いのでおすすめしない。

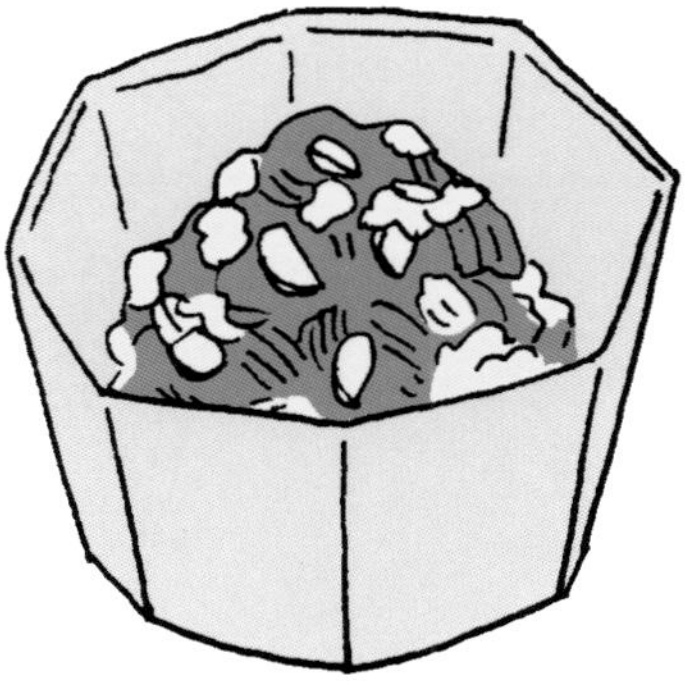

ほうれんそうのナッツあえ

ゆでたほうれんそうの水けをしっかりしぼって食べやすく切る。下で紹介するあえ衣であえる。ブロッコリーなどをあえても。

ナッツあえ衣は……

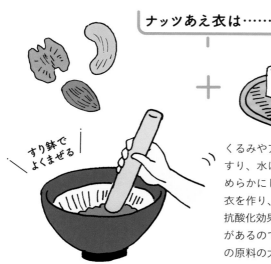

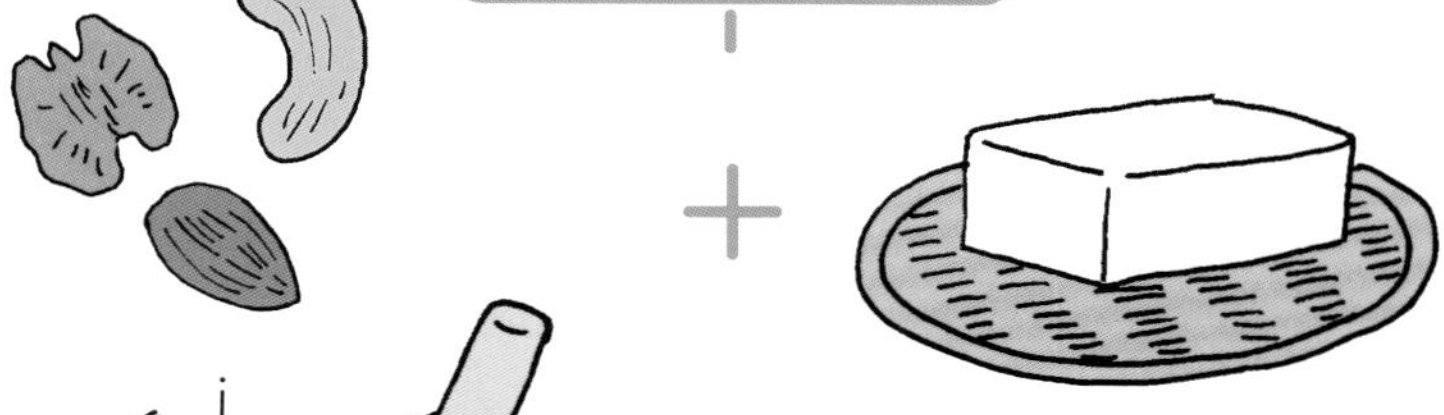

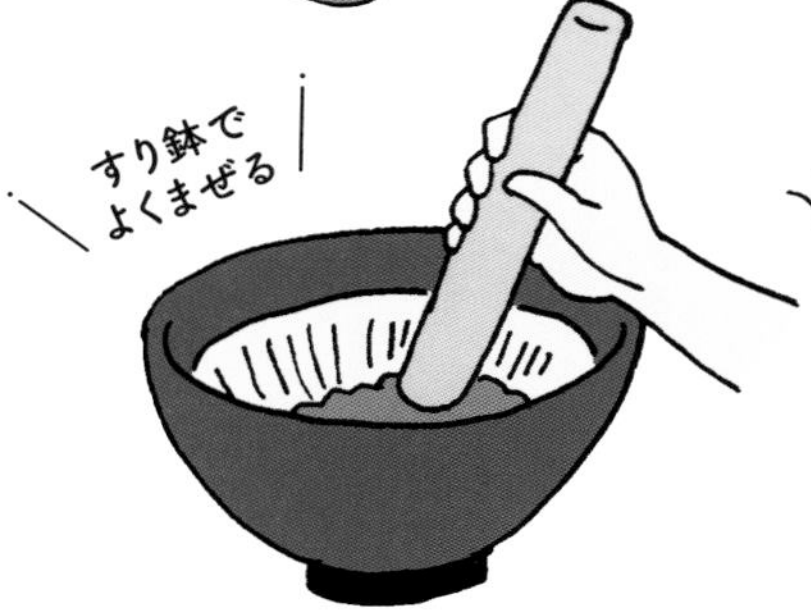

くるみやアーモンドなどのナッツをよくすり、水けをきったとうふと合わせてなめらかにし、しょうゆ少々を加えてあえ衣を作り、あえる。ナッツ類の油脂には抗酸化効果のあるビタミンEが多く、コクがあるので満足感にもつながる。とうふの原料の大豆にも細胞強化の効果がある。

魚介類から赤い色素やオメガ3系脂質を

目の健康を守る赤い色素成分の代表がアスタキサンチンで、桜えび、かに、鮭などが体内にためた赤い色素です。白身魚の鮭は、実はえさとして食べたえびなどの色素でピンク色の身なのです。アスタキサンチンには強い抗酸化作用があり、活性酸素を除去します。アスタキサンチンの多い食材をとると、人の細胞もダメージから守られます。脳や目のバリアーである血液脳関門も通過するので、網膜にも働きかける抗酸化物質です。黄斑変性、白内障《はくないしょう》、ブドウ膜炎などを抑える効果があり、毛様体筋の疲労回復効果も報告されています。

また、青魚からとれる有効な栄養素として、ＥＰＡやＤＨＡといったオメガ3系脂肪酸が重要です。網膜にある錐体《すいたい》細胞や桿体《かんたい》細胞といった見るために重要な組織を守る役目があります。また、血液をサラサラにして血流をよくするので、糖尿病性網膜症、加齢黄斑変性症、緑内障《りょくないしょう》、ドライアイなどの予防や改善にも役立ちます。

POINT!

えびや鮭の赤い色素アスタキサンチン、青魚のＥＰＡ、ＤＨＡもとりたい

魚介類をしっかり食べると老化防止

目の健康は全身の健康にもかかわるので、抗酸化、血管強化の成分で細胞も血流も若々しく保つことが大切です。

アスタキサンチンが多い食材

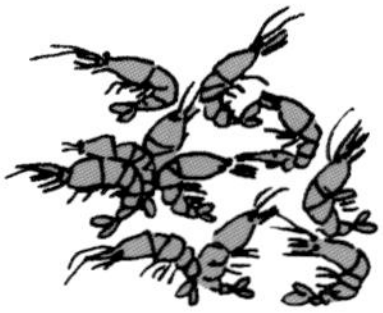

桜えび
身近なのが桜えび。えびは殻に赤い色素アスタキサンチンが多いので、殻ごと食べられるえびならなんでもOK。カルシウム源にも！

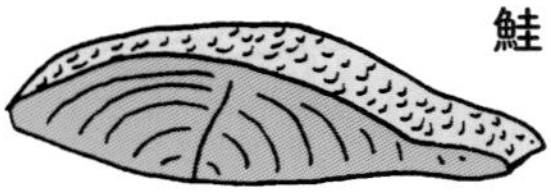

鮭　鮭の身のピンクもアスタキサンチン。身の色が濃い紅鮭のほうが含有量が多い。イクラの色素も同様。ビタミンDやカルシウムも豊富。

EPA、DHAの多い魚

	EPA	DHA
くろまぐろ（脂身）	1400mg	3200mg
ぶり	940mg	1700mg
さば水煮缶	930mg	1300mg
さんま	850mg	1600mg
いわし	780mg	870mg
まさば	690mg	970mg
あなご	560mg	550mg
かつお（秋どり）	400mg	970mg
まあじ	300mg	570mg

（可食部100ｇあたり）

文部科学省「日本食品標準成分表2015年版（七訂）」

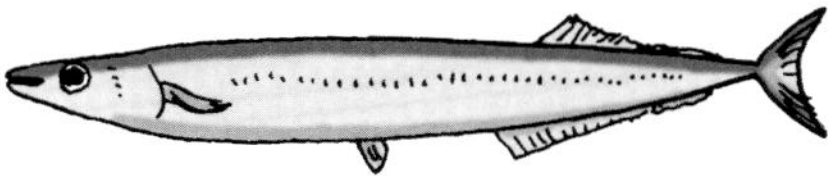

青魚　EPAやDHAが多いのは、青魚と呼ばれる、背が青黒くて、脂ののった魚。魚料理のハードルが高い人は、さば缶やさんま缶などの缶詰を活用すれば、手軽にとることができる。

目に必要なよい油脂を適量とろう

健康のためには、油をとりすぎないほうがいいと思われていますが、それは違います。脂質は大切なエネルギー源で、目の健康を守るための重要な成分です。角膜表面の脂質が不足するとドライアイにつながるので、角膜を保護するためにも脂質が必要です。

良質な脂質というと植物油と思われがちですが、リノール酸は、現代の食生活ではとりすぎの傾向で、アレルギーや脳梗塞・心筋梗塞の原因にもなります。オリーブ油が代表するオレイン酸がおすすめ。青魚の脂肪酸や植物油のアマニ油が代表するα-リノレン酸は血管を丈夫にしてくれます。また、肉に多い飽和脂肪酸は体によくないと思われがちですが、必ずしもそうではないという研究も進んでいます。乳脂肪には目の健康を守るビタミンAなどの脂溶性ビタミンがとけ込んでいるという長所もあります。動物性、植物性ではなく、脂質の種類で選び、適量をとることで、血管や細胞を守り、角膜乾燥症を防ぐことが大切です。

POINT!

ふだんとりにくいα-リノレン酸を意識してとる。バターも適量を

おすすめの油脂はこれ！

脂質は下のように分類されます。植物性の油脂はオメガ3系のアマニ油やえごま油がおすすめ。適度な動物性油脂も大事。

油

常温で固体
飽和脂肪酸

バターやラードなどの動物性の脂質やココナッツオイルのような固まる植物油。とりすぎると中性脂肪が増えるが適量は必要。

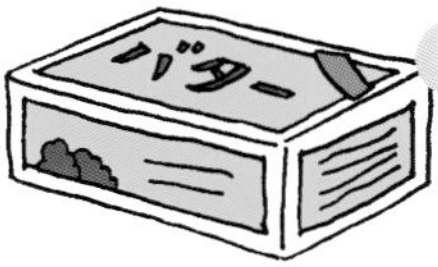

適量を！

常温で液体
不飽和脂肪酸

大豆油やオリーブ油などの植物油に多い。含まれる脂肪酸の種類でさらに分類される。過不足なくとりたい。

一価不飽和脂肪酸

オメガ9
オレイン酸

酸化しにくい。オリーブ油など、自然にしぼったものを選ぼう。

ほどほどに！

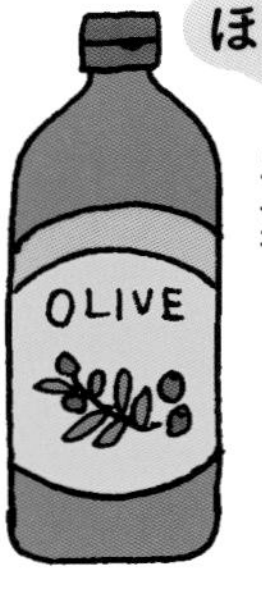

オリーブ油
菜種油 など

多価不飽和脂肪酸

オメガ6
リノール酸

とりすぎると血管をかたくし、梗塞の原因となる。外食や市販品に多く含まれ、ふだんは少なめに。

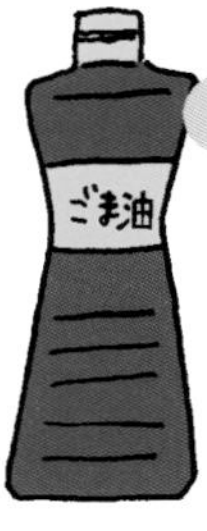

控えめに！

ごま油
コーン油
紅花油 など

オメガ3
α-リノレン酸

脳の働きをよくする。熱に弱いので加熱はしないでとりたい。

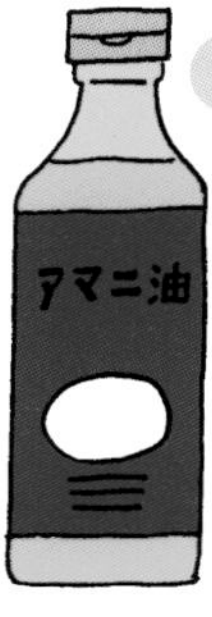

積極的に！

アマニ油
えごま油 など

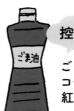

高血糖は網膜症の原因！　まず糖質制限

目 本人の失明の原因の第3位は糖尿病性網膜症《とうにょうびょうせいもうまくしょう》です。血糖値が高い状態が続くと糖が血液中のたんぱく質と結びついて終末糖化産物（AGE）となり、血管を傷つけ、切れやすくします。網膜の血管が切れると眼底出血や網膜剥離が起き、失明に至ります。

糖尿病の治療では、血糖値を下げることも大切ですが、血糖値の上下動を少なくすることのほうが重要です。血糖値が急上昇すると、インシュリンが大量に分泌され（血糖降下剤やインシュリン投与の場合も）、血糖値は急激に下がります。この急激な血糖値の上下動を血糖値スパイクと呼び、細い血管が破れたり詰まったりする最大の原因となります。

糖質を控えれば血糖値スパイクは起こらず、血管の負担も減ります。糖尿病性網膜症で失明しないためには、最良の方法です。血管を直接見ることのできる眼科外科医は適切な観察ができます。糖質が多い主食から減らし、血糖値をコントロールできるようになりましょう。

POINT!

まず糖質をカットし、これ以上血管を傷つけない努力がいちばん大切

主食をやめるのが簡単、糖質カット

**糖質制限をするために、食材の糖質量を覚えるのは大変。
米やパン、めん類などの主食をとらないのが簡単です。**

糖質の多い食材

ごはん、パン、めん類といった主食が最も糖質の多い食材。血糖値を上げるレベルは、食材ごとに違うけれど、こまかく考えるより主食を避けるほうが早い。

ごはん

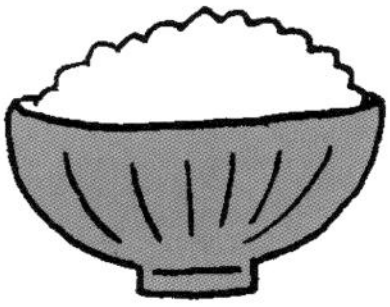

パン

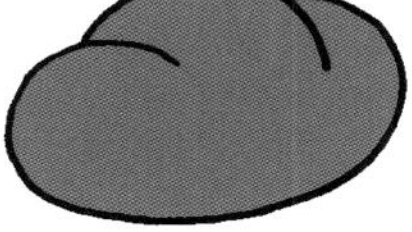

めん類

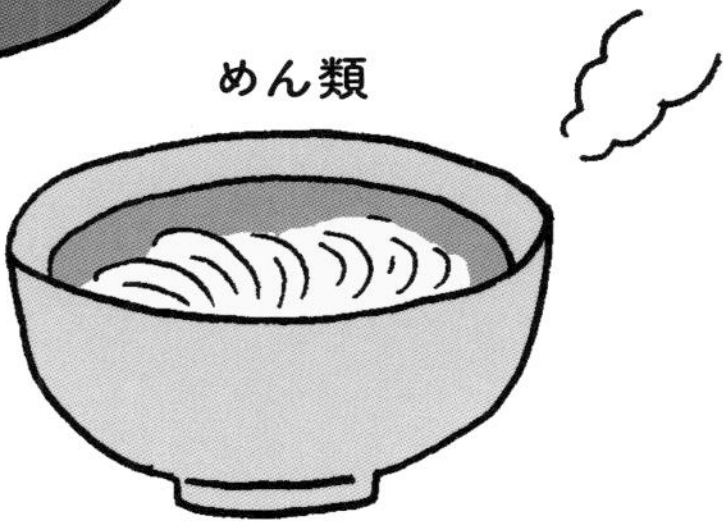

ほうれんそう

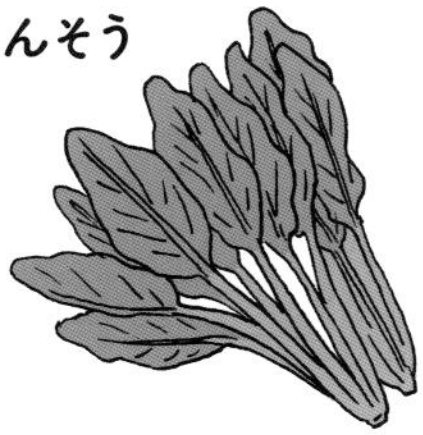

とうふ

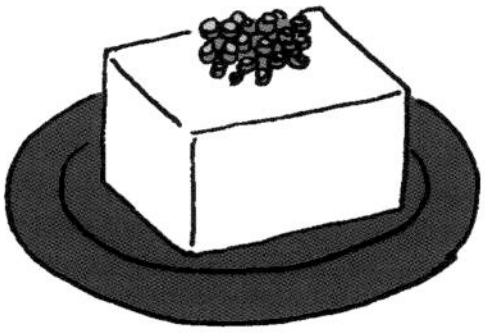

糖質の少ない食材

肉や魚、大豆製品、卵、牛乳や乳製品など、たんぱく質の多い食材と、野菜が比較的糖質は少なめ。にんじんやトマトのように、野菜としては糖質が多めのものでも、食物繊維やビタミンの効果を考えると食べてよし！　いもや大豆以外の豆類はNG。

卵

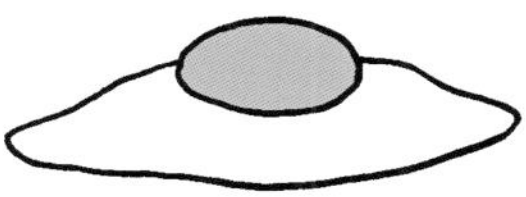

乳製品

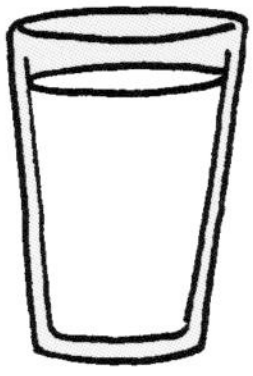

肉

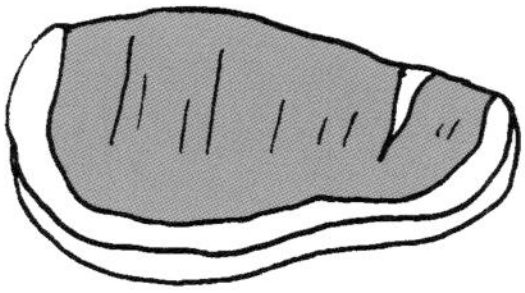

血糖値が安定、腸活にもいい食物繊維

糖尿病性網膜症の予防は、糖質制限で血糖値を上げないことが一番ですが、もう一つ、食物繊維を積極的にとるのも重要です。昔は食物のカスと思われていましたが、近年、その健康効果が次々に解明され、第六の栄養素とまで呼ばれています。

食物繊維は、不溶性食物繊維と水溶性食物繊維に分けられます。不溶性は水分を吸収するとふくらみ、食欲を抑えて食べすぎを防ぐので、糖質の摂取量も調整できます。水溶性はゲル状で、ブドウ糖が腸から吸収されるのを阻害するので、急激な血糖値の上下動＝血糖値スパイクを防ぎます。いずれの食物繊維も、先にとってから糖質をとるほうが、いきなり糖質をとった場合より、血糖値の上昇が抑えられます。

また、食物繊維は腸内細菌のエサになり、腸内環境を整えます。さらに、腸が元気になると血液の循環や代謝も整い、目だけでなく、全身の細胞が活性化されます。

POINT!

性質の違う2つの食物繊維をとれば、血糖値のコントロールも腸活もできる

2つの食物繊維の多い食材は……

**主に野菜、海藻、きのこに多く含まれます。文字どおり
繊維感のあるものが不溶性、ヌルヌルっとしたものが水溶性です。**

不溶性食物繊維の多い食材

セルロースやヘミセルロース、キチン、リグニンといった、食材の筋や殻などに含まれるもの。根菜、きのこ、葉野菜、いも、豆などに多い。

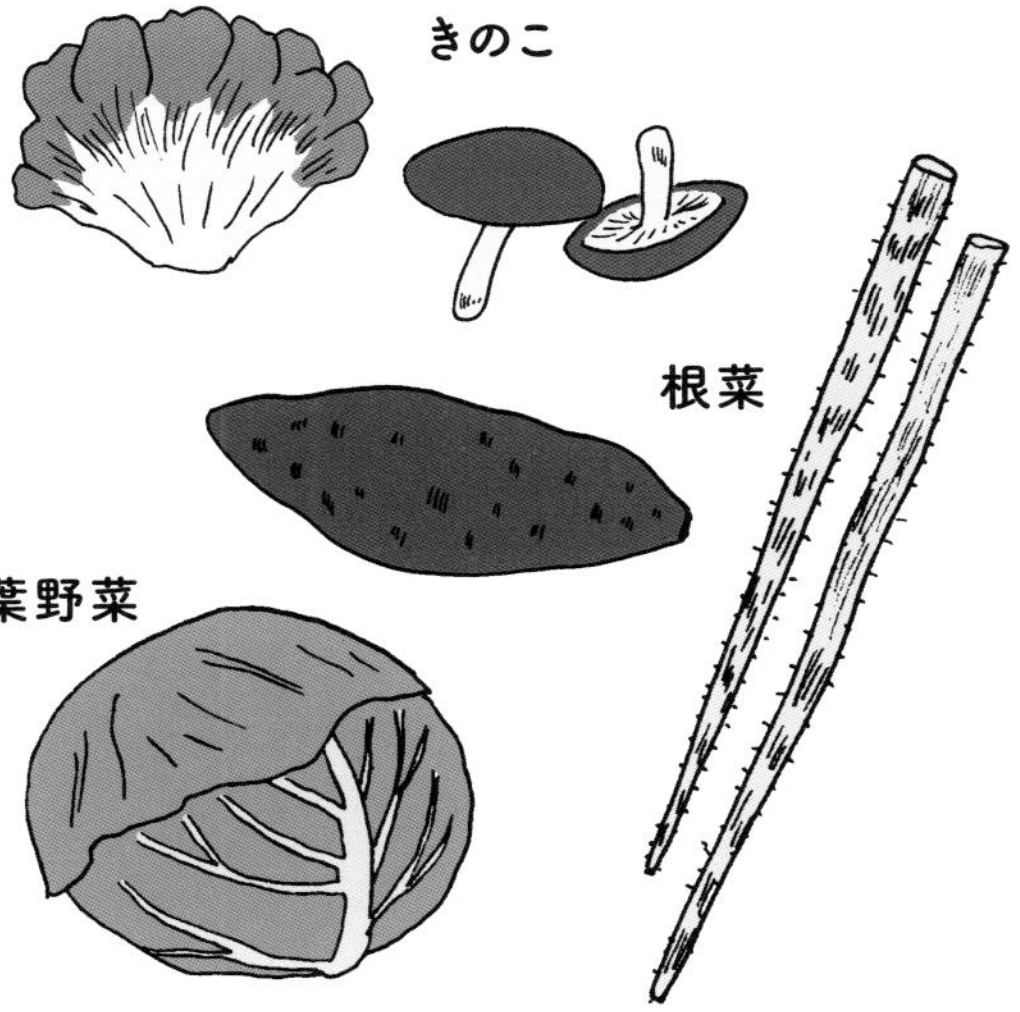

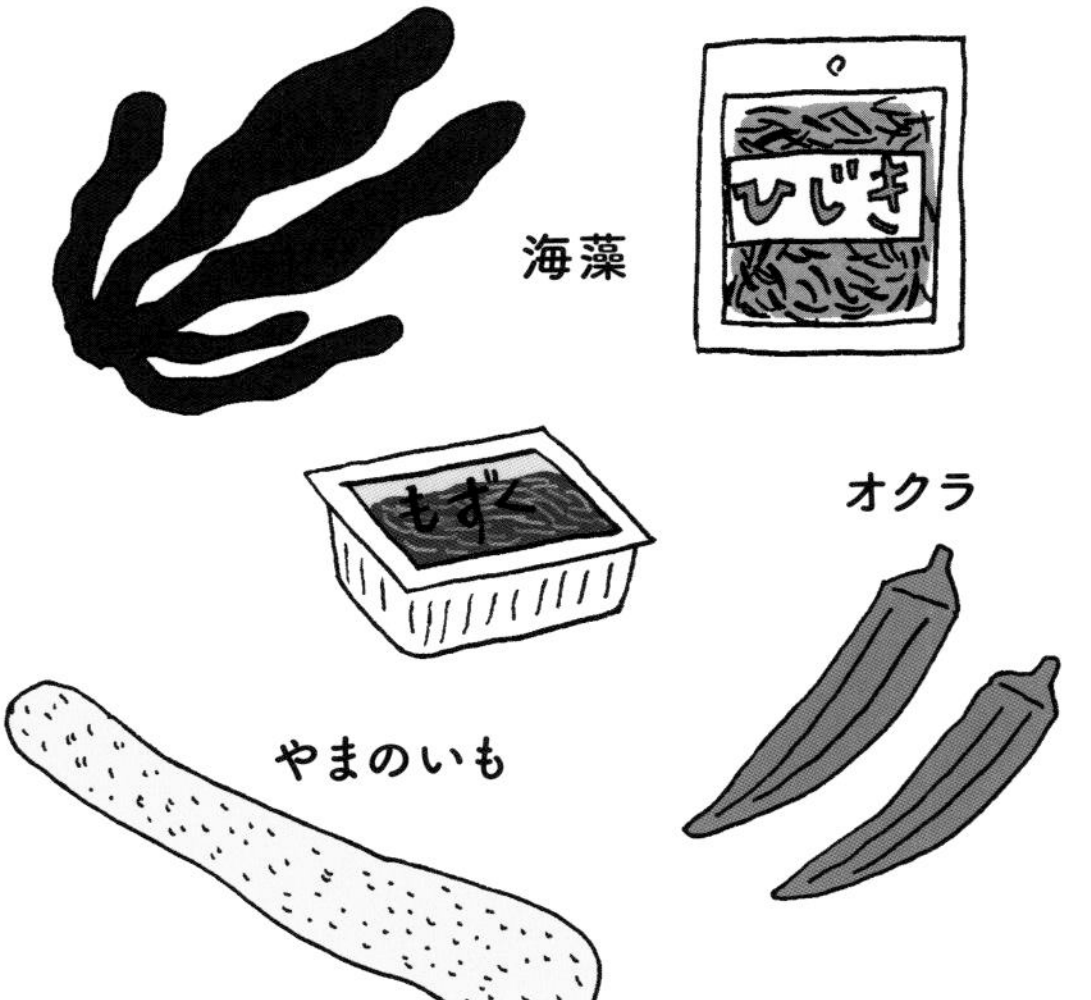

水溶性食物繊維の多い食材

ペクチン、アルギン酸、ガム質、グルコマンナンなどの、食材のネバネバ、とろとろの成分や水のような成分。海藻類、やまのいも、オクラ、果物、大豆、大麦、ライ麦などに多い。

目にはビタミンB群がかなり重要！

目にいい成分というとまずビタミンAがあげられ、体内でビタミンAに変わるカロテノイドが話題に上りますが、実は同じくらい重要なのがビタミンB群です。ビタミンB_1、B_2、B_3（ナイアシン）、B_6、B_{12}、葉酸、パントテン酸、ビオチンの8種類があります。疲れ目や、年齢による視力の低下のためのほとんどの点眼剤や内服薬に含まれています。

私は、本来は不足することは少ないとされるナイアシンが、現代人に足りていないと感じています。エネルギー代謝にかかわるビタミンなので、不足すると栄養の吸収がうまくいかず、糖の代謝異常による毛細血管の劣化を起こします。眠れない、疲れやすいなどの自覚がある人はサプリメントなどを試してみてもいいでしょう。ナイアシンで血流がよくなると緑内障も改善します。ただし、血管拡張作用によるほてりや、ヒリヒリ感などのナイアシンフラッシュが起こりがちなので、フラッシュフリーの製品を選びたいものです。

POINT!

代謝を助けるビタミンB群は目にいい。しっかりとると体のバランスがとれる

ビタミンB群の多い食材

**栄養素はできるだけ食品からとり入れるのが原則。
ビタミンB群の多い食材を覚えておきたい!**

ビタミンB_1	神経や筋肉の組織に作用し、疲れ目などを改善する働きがある。	**豚肉、うなぎ、たらこ、ナッツ、豆類など** 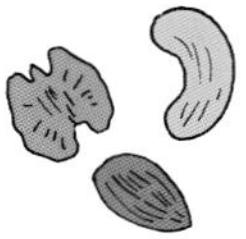
ビタミンB_2	粘膜を保護する働きがあり、目の充血や疲れ目を改善する。	**魚介類、レバー、アーモンド、ピーナッツ、卵、乳製品など**
ナイアシン（ビタミンB_3）	血流が改善し、緑内障にも効果。エネルギー産生や心の安定化も。	**魚介類、たらこなどの魚卵、肉類、きのこ、穀類など** 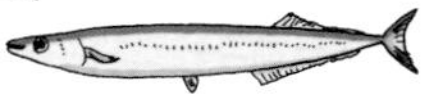
ビタミンB_6	視力調節をする毛様体筋の主成分であるたんぱく質の吸収を補助。	**野菜、穀類、魚介類など**
ビタミンB_{12}	ビタミンB_6同様、たんぱく質の吸収を助ける。	**魚介類、海藻、レバー、肉類、卵、乳製品など**
葉酸	正常な赤血球を作るサポート。血管を守り、胎児の発育にも重要。	**酵母、藻類、レバー、肉類、緑茶、ほうれんそう、いちご、モロヘイヤ、ブロッコリーなど**
パントテン酸	神経や筋肉の組織に作用し、疲れ目などを改善する働きがある。	**豚肉、うなぎ、たらこ、ナッツ、豆類など**
ビオチン	栄養素の代謝にかかわる補酵素。皮膚や粘膜の健康維持を助ける。	**酵母、きのこ、レバー、肉類、ナッツ類、アボカド、魚介類など** 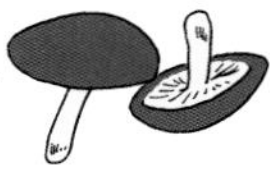

スマホのブルーライトは目が疲れる

スマホが普及し、急激に眼精疲労や目の調節障害、網膜障害などが増えています。悪影響の原因は4つ。最も大きいのが、光源がLEDであることです。LEDはブルーライトとも呼ばれる短波長の光で、網膜の奥まで届き、黄斑部などを傷つけます。

パソコンやテレビもブルーライトですが、スマホは目の近くで画面を見るので特に要注意。目からの距離の2乗に反比例し、エネルギー量が増えます。逆に距離をとれば影響は減ります。2倍の距離なら光のエネルギーは4分の1になるということです。影響は使用時間にも比例するので、1日2時間以内、なるべく目から離すなどルールを作るといいでしょう。

近くを見つめ続けるので、視力調整筋である毛様体筋《もうようたいきん》が緊張し続けて疲れ目の原因になること、のぞき込む姿勢によって首や肩が緊張し続け、血行不良を起こしがちです。まばたきの回数が減ってドライアイになると、角膜障害も起こりやすくなります。

POINT!

ブルーライトと、姿勢の悪さに加え、調節筋の緊張と目の乾燥のダメージも

そのスマホスタイルが目の疲労のもと

**スマホはできるだけ使う時間を短くするのがベストですが、
使うときの姿勢や距離を少し改めるだけでも疲労感が軽くなります。**

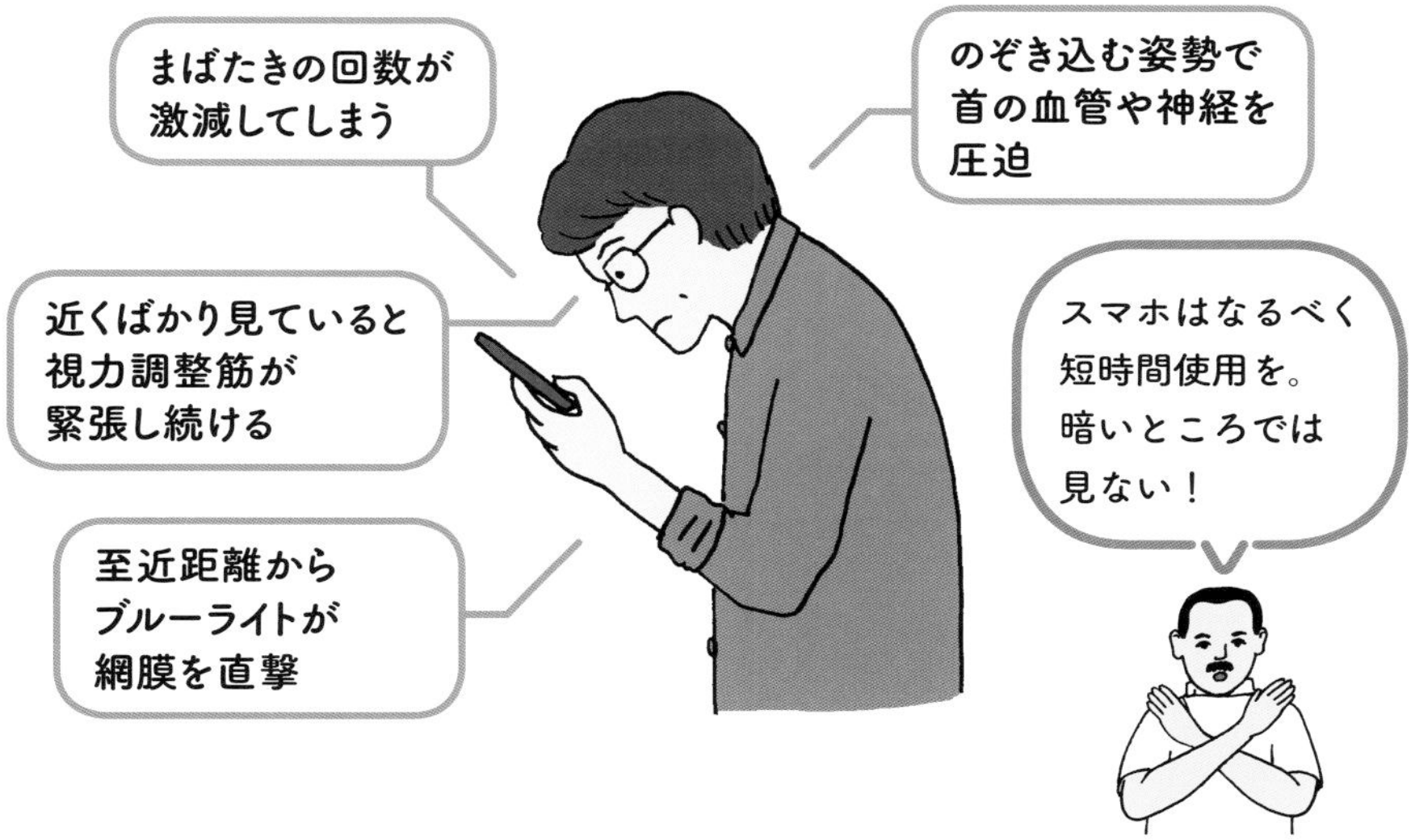
まばたきの回数が激減してしまう
のぞき込む姿勢で首の血管や神経を圧迫
近くばかり見ていると視力調整筋が緊張し続ける
スマホはなるべく短時間使用を。暗いところでは見ない！
至近距離からブルーライトが網膜を直撃

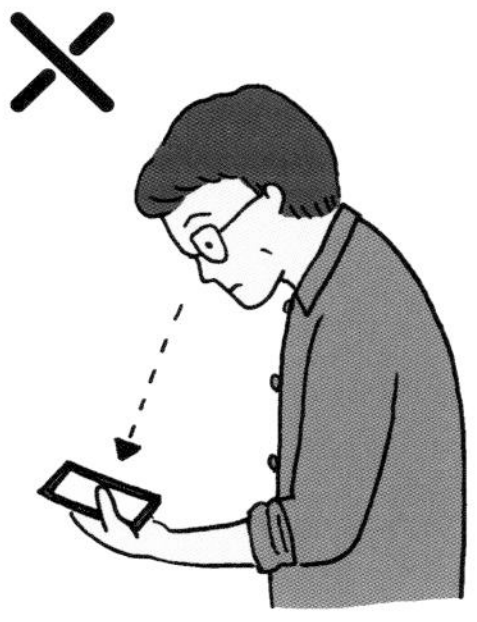
×

目よりかなり低い位置で見る

テーブルやひざの上にのせてかがみ込むようにのぞき込むと、猫背や首の前傾で、肩や首に負担がかかる。

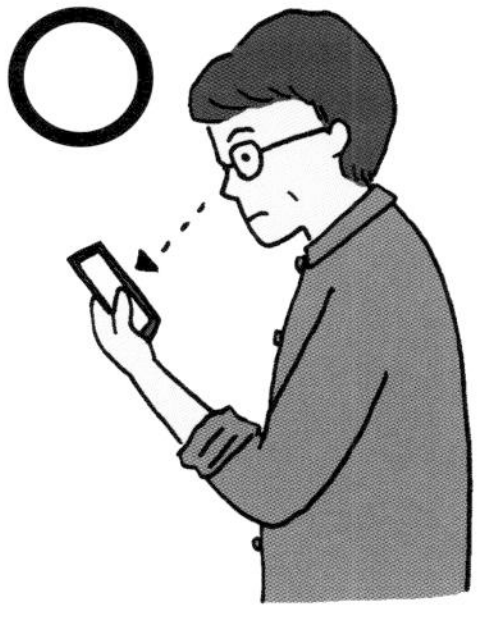
○

目より少し低い位置で見る

目より少しだけ低い位置で見るのがベター。目を見開きすぎず、肩や首の前傾も少なめ。

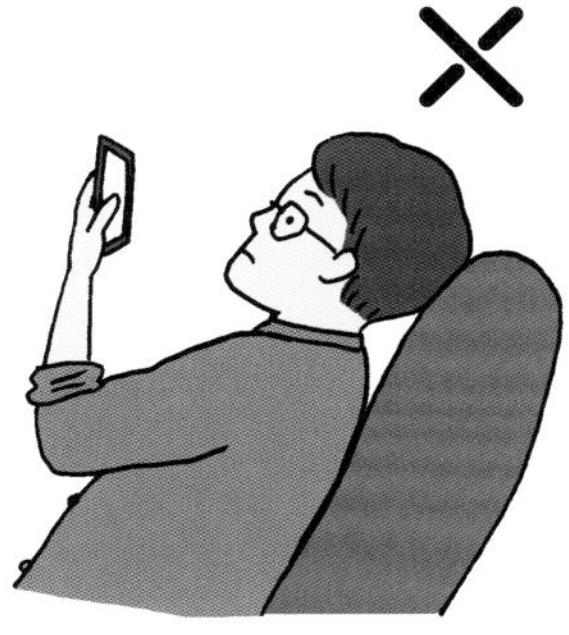
×

目より高い位置で見る

寝そべったり、背もたれにもたれて、スマホを目よりも高い位置で見ると、目を見開いてドライアイがひどくなる。

ブルーライトカットグッズを大活用

スマホから目を守るには、できるだけ使用時間を短くするのがいちばんですが、なかなかそうもいきません。ブルーライトを反射したり、吸収したりして、目に入ってくる光エネルギーを減らすブルーライトカットメガネを使ったり、スクリーンフィルターを画面にはることで対策をしましょう。フィルターの場合、光学的カット率やカットする波長によって画面の明度や彩度が変わります。

光は体内時計を正常にする働きもあるので、朝、屋外でブルーライトカットメガネをかけるのは避けたほうがいいでしょう。逆に夜は体内時計が乱れるので、できるだけスマホやパソコンの使用を避け、やむをえない場合は、必ずブルーライト対策をしてください。

白内障手術に使う眼内レンズにブルーライトカット機能を追加した最新のものも出てきました。ブルーライトの網膜に対する悪影響が認識されてきたためです。

POINT!

LEDの青い光をカットすることで網膜への刺激を減らすことが重要

少しでもダメージを減らすアイテム！

ブルーライトの害を少しでも減らすためのアイテムを積極活用。手軽で使いやすい2つのアイテムとマル秘テクを紹介します。

ブルーライトカットメガネ

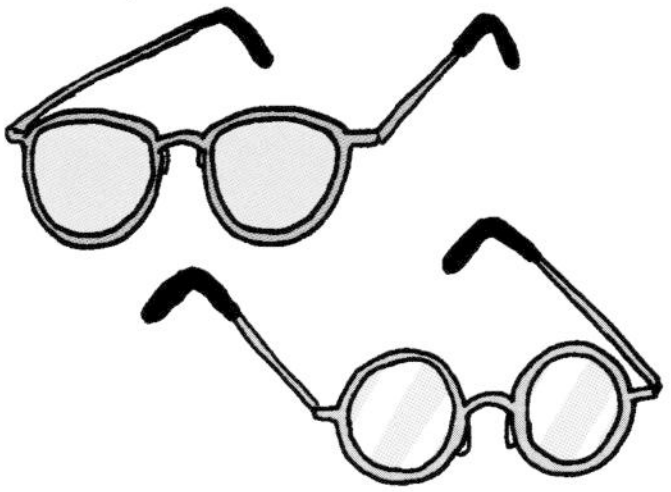

黄色みのある色つきレンズと、表面の加工でブルーライトを反射するタイプがある。

ブルーライトカットフィルム

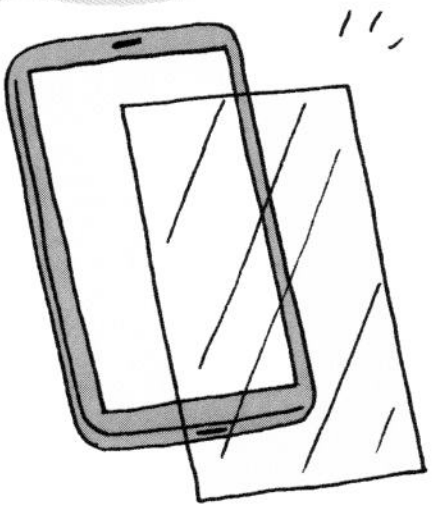

スマホの画面にはりつけるフィルム。画面からのブルーライトを反射させるタイプと、フィルムが吸収するタイプがある。

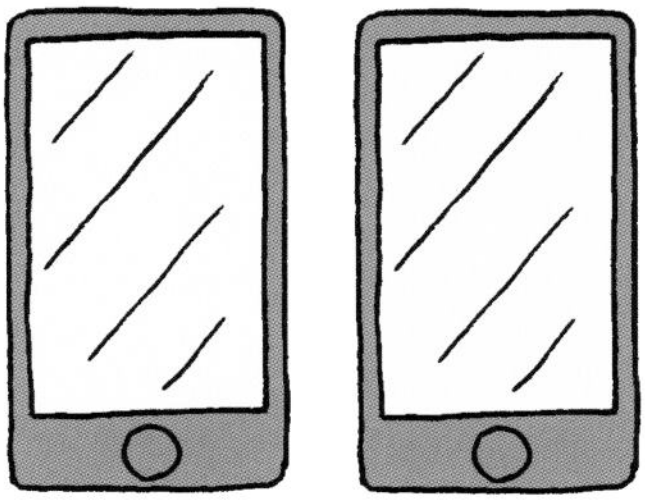

設定で画面の色を変える

スマホの画面設定で、表示する色みを変えることができる。暖かみのある色に変えると、ブルーライトの量は抑えられる。

ブルーライトとは？　波長が380～500nmの青や紫色の光。目で見える可視光線の中で最も波長が短く、網膜の奥まで届いて網膜障害を起こす。

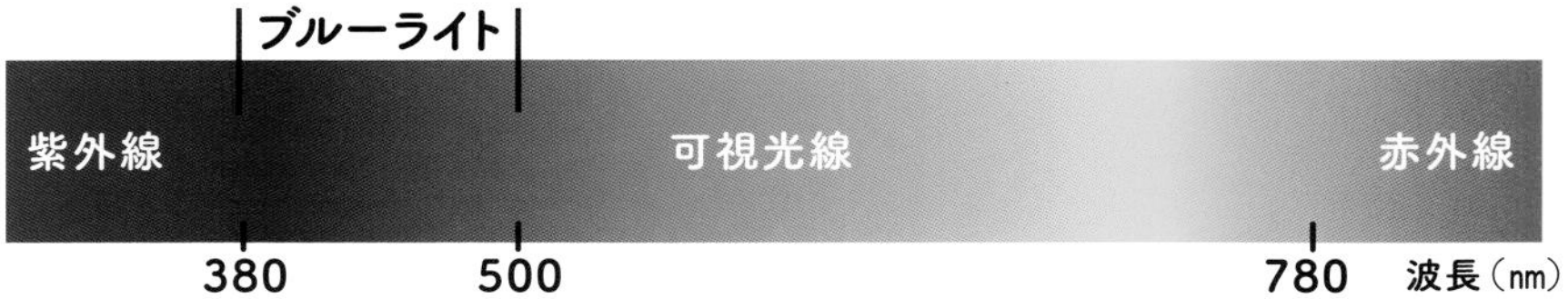
ブルーライト
紫外線
可視光線
赤外線
380
500
780
波長（nm）

1キロ以上先の景色を眺めて目を休める

現代の目の疲れのほとんどは近くの見すぎが原因です。近くを見るためには、毛様体筋を緊張させて水晶体《すいしょうたい》を横に引く力を弱くし、水晶体が弾力で丸くなることで、光の屈折率を強くします。近くを見すぎて、長時間、毛様体筋が緊張し続けるため、疲れるのです（p.39）。つまり、疲れた目を休めるには、遠くを見て毛様体筋をゆるめればいいわけです。遠くをぼんやりと見るのが最高の休息法なのです。

遠くであれば、何を見ても有効です。遠くの山並みや水平線など自然の風景を見られれば、気分もリフレッシュして最高ですが、窓から見える遠くのビルやタワーを眺めるだけでも、十分効果的です。ただし、遠くの風景の写真を見てもダメ。目から写真までの距離にピントが合うので、目の毛様体筋はゆるみません。オフィスや自宅から見える、遠くの何かを見つけておくといいでしょう。

POINT!

できるだけ遠くに焦点を合わせて毛様体筋を定期的にゆるめたい

目の休憩スポットを決めておこう！

目の休憩には、遠景を眺めてできるだけ毛様体筋をゆるめること。1キロ以上先の建物や山などを眺めるといいでしょう。

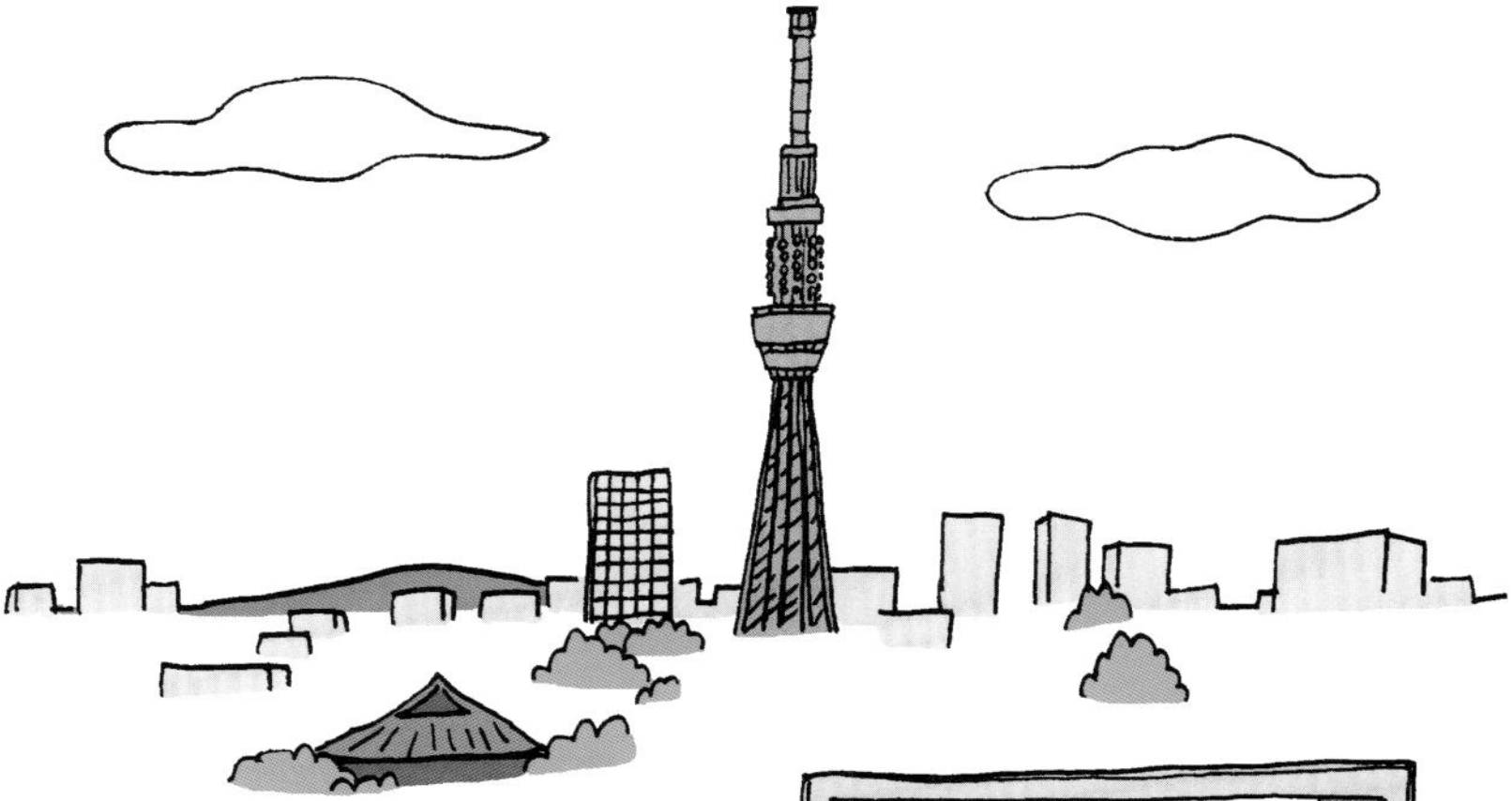

東京スカイツリー、ランドマークになる高層ビルなど、目の休憩用のスポットを決めておくのもいい方法。眺めることで、気持ちも「休憩モード」になる景色ならさらにいい。

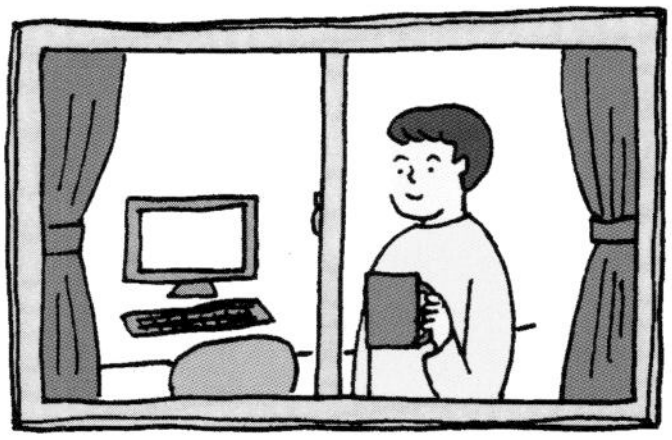

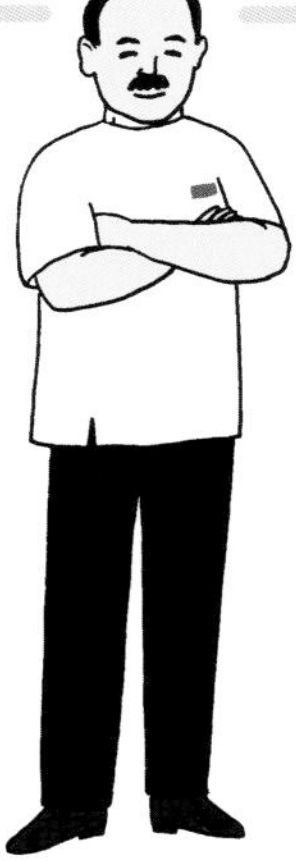

column

疲れ目に効く目薬のお話！

毛様体筋の緊張は目薬で軽減させることができます。ビタミンB_{12}が配合された目薬や、ほかにも、ビタミンAや、うるおいを保つコンドロイチンが含まれる点眼剤などが市販されています。解消できない目の疲れは眼科に相談を。筋肉が固まるほど緊張しきっている場合、毛様体筋の緊張をほぐす麻痺《まひ》剤のような点眼剤を保険で処方してもらうこともできます。ただし、瞳孔が開いてまぶしくなり、視力調節力が低下するので、就寝前に使用します。

1時間に一度、5m以上先をぼーっと見る

目の緊張は室内でもゆるめることができます。パソコンの画面は目からおよそ50㎝程度なので、1時間ごとに2〜3分でいいので、5m以上先のものをぼーっと見ると、毛様体筋の緊張はほぐれます。できれば、目線より少し高めのものを見ることで、うつむきがちな姿勢を正すのも有効。離れた壁にはってあるカレンダー、掛け時計などをぼんやりと見るくせをつけましょう。何を眺めるかを決めると、習慣になるのでおすすめです。作業に集中していると、時間の経過に気づかないことも多いので、1時間に一度のペースでアラームを鳴らすのもいい方法です。作業中でも中断して、目のケアタイムに。

座って作業を続けているときは、立ち上がって体をほぐし、89ページで紹介している肩や首のこりをほぐすストレッチも行えば、効果が倍増します。明るい場所で姿勢を正し、できるだけ負担を減らすことは言うまでもありません。

POINT!

手元を見ていた目の疲れをとるには、ぼんやりと室内を眺めるのもいい

視生活の改善が目の健康を守る！

こまめな目の休ませ方を覚えて実行するだけで、目の疲れ方は格段に変わります。ちょっとした習慣で目を守りましょう。

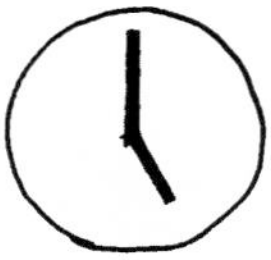
5〜10m先の壁掛け時計やカレンダーなど

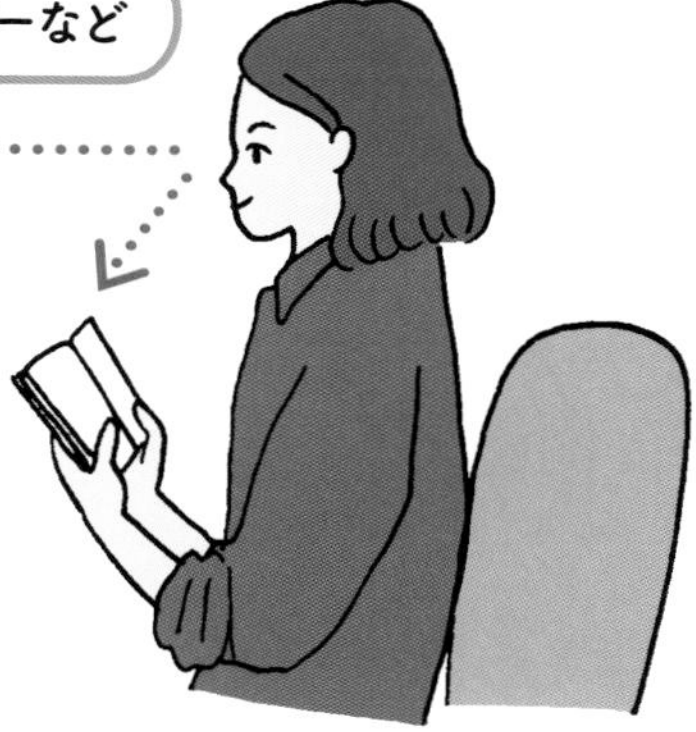

室内で最も遠くにあるものをぼんやりと眺めるのが、視力を調整する毛様体筋の弛緩に最も効果的。時計、カレンダーなどを、凝視するのではなく、なんとなく2〜3分眺めるといいですね。

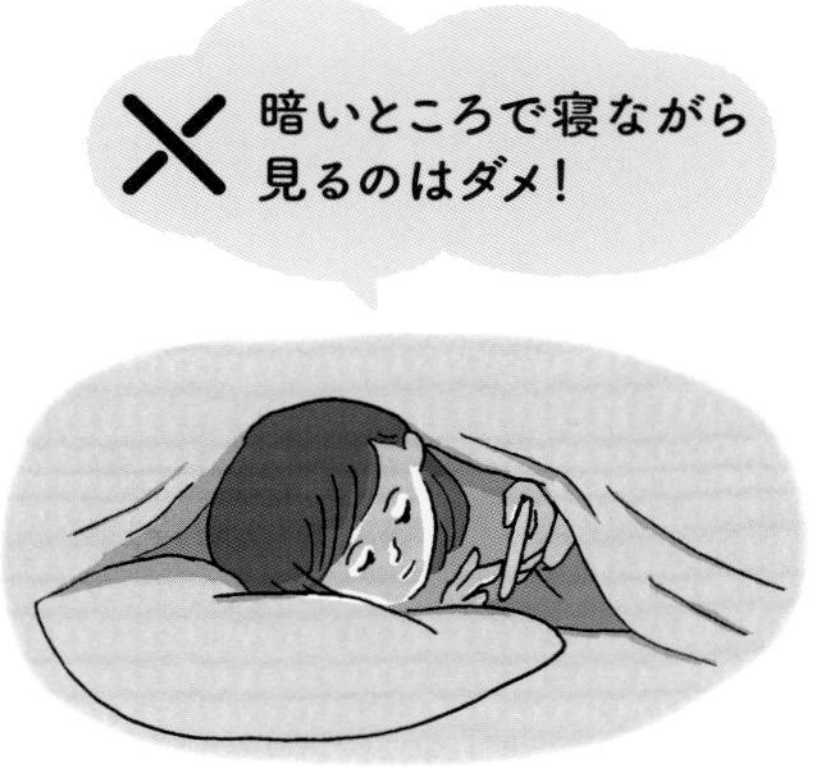
暗いところで寝ながら
見るのはダメ！

スマホを見る姿勢はさまざまです。目より上にすると、目を見開くので、角膜が乾燥しやすいです。最もよくないのは近づいて見ること。近いほど強い光が網膜に障害を与えます。また夜寝る前にベッドに入って暗い中で見ると、瞳孔が開いて光が目の中に入りすぎてさらにトラブルが起こりやすいのです。寝ていることで眼球の回旋が起き、乱視軸が変化して見えにくいです。また、歩きながらスマホを見ることは危険ですし、不安定で、より目が悪くなるので避けましょう。

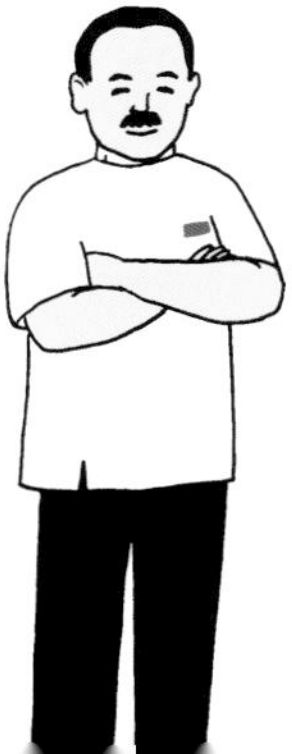
スマホを見るときは明るい場所に座り、
リラックスした姿勢で。
画面の明るさを少し落とし、目から離
して見るのが目を守るためのルール。
短時間にとどめるのが重要です

目が疲れたらホットタオルで温める！

目が疲れたとき、簡単で効果抜群なのがホットタオルで温めるケアです。お湯に浸してしぼったタオルをまぶたの上に当てることで、目の周囲の血行をよくし、緊張した筋肉がほぐれます。蒸気とタオルのほどよい重みでリラックスできます。電子レンジを使ってもいいですが、温めすぎに注意を。目を温めるアイマスクなども出回っています。移動中など、ホットタオルを用意できないときには便利です。

疲れ目は、隠れた目の病気や体の不調、精神的なストレスが原因で起こることもあります。ホットタオルで改善しない場合は、病気がないか調べることも重要です。目が疲れやすいと思ったら、遠視や老眼が進んでいたり、緑内障などの重い目の病気が隠れていたというケースも多くあります。

抗酸化作用の高い食物をとり、十分に睡眠をとることも重要です。

POINT!

温めて血行をよくし、筋肉をゆるめる
ホットタオルは目のいやしタイムに

目の休憩に最適なホットタオル

**自宅や職場で手軽にできるホットタオルの作り方を2つ紹介します。
酷使した目の休憩タイムに最適のリラックス方法です。**

いすやソファに座り、背にもたれて顔を上に向け、ホットタオルをのせるとリラックスできる。横になって体の力を抜けばさらに効果的。

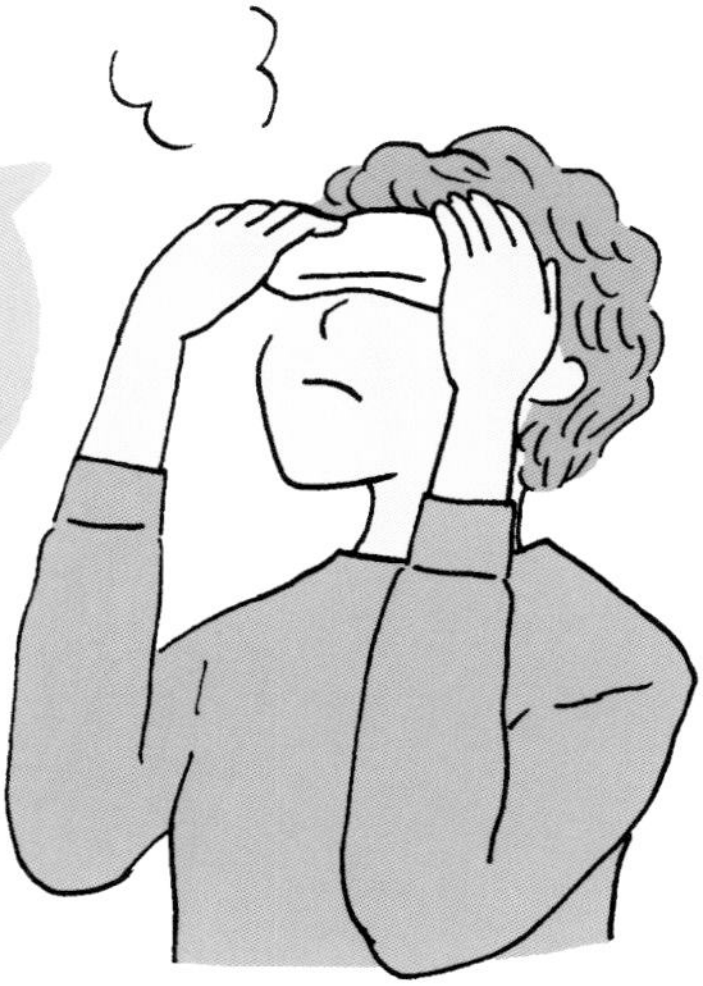

熱い湯に浸して!

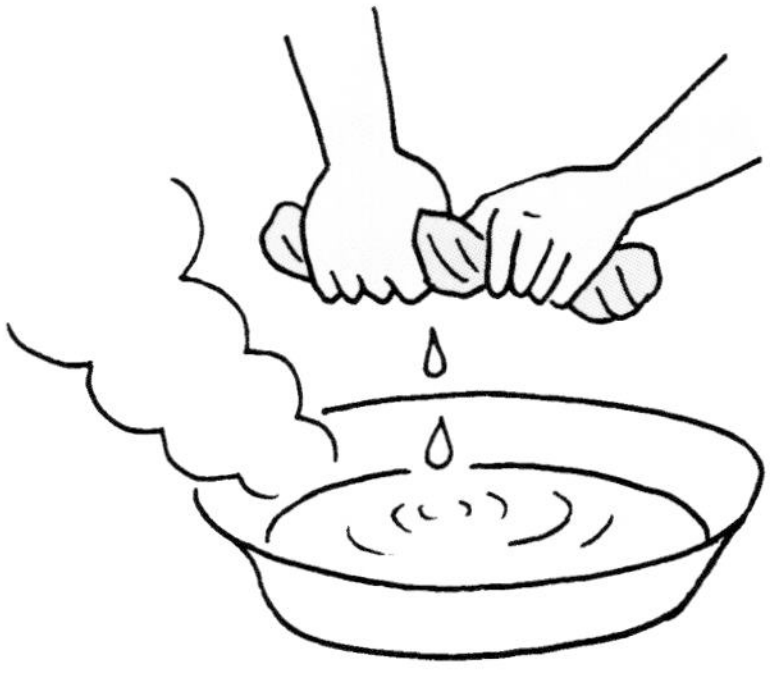

フェイスタオルを熱めの湯に浸してしぼり、適当な大きさに折りたたむ。温度を確認し、目を閉じて眉の上から鼻のあたりにのせ、そのまま5分ほどゆったりと過ごす。

電子レンジで!

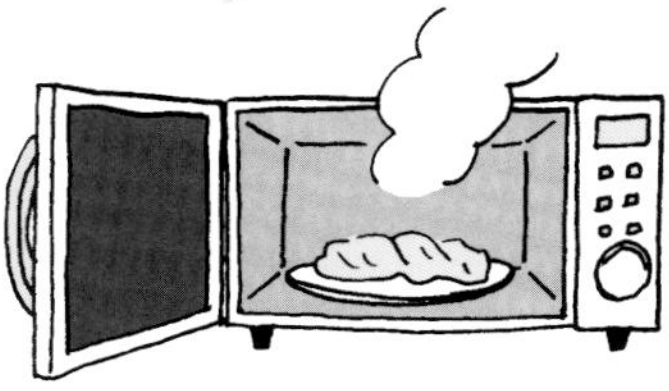

タオルをぬらしてしぼり、電子レンジで1分〜1分30秒加熱する。やけどをしないように、熱すぎないか、必ず確認してから使う。

疲れ目や初期の近視に効くツボ刺激

疲れ目や眼精疲労にはツボ押しも有効です。正しく押して目の疲れを改善しましょう。眼球を直接圧迫しないことが最も重要。近視の強い人や高齢の人で、目を押したために網膜剥離や白内障を起こした人が少なくありません。

東洋医学では生命エネルギーである「気・血」が循環している道筋を「経絡《けいらく》」といいます。経絡が外界とつながるのが皮膚の表面にある「経穴《けいけつ》（ツボ）」です。ツボは電気抵抗が低く、自律神経と関係が深いので、指圧などで刺激すると、自律神経を介して臓器を刺激し、正常にするという理屈です。

顔には目にいいツボがたくさんあります（p.85〜87）。ツボは全身の気・血の流れの交差点なので、目から離れたところにも効果的なツボがあります。顔のツボ、全身にある特効ツボを紹介します。疲れたなと思ったら、気持ちがいいと感じるツボを押す習慣を。

POINT!

疲れたときに無意識に押しているツボ。ツボ刺激は東洋医学の理にかなっている

目のためにいいツボの押し方！

指先で軽く押して痛気持ちいい場所がツボです。血行をよくし、目の疲労のもとに働きかけます。8秒間を3回、指の腹で押してみましょう。

○ 指の腹でそっと押す

人さし指、中指、薬指などの指先をツボに当て、そっと力をかける。急激に押さず、気持ちがいいか確認して数を数えながら強弱をとり、8秒間を3回押すといい。

× 眼球を直接押してはいけない！

まぶたの上からでも眼球を直接押すのは絶対ダメ。目はむき出しの臓器なので、網膜剥離や白内障を引き起こすこともある。

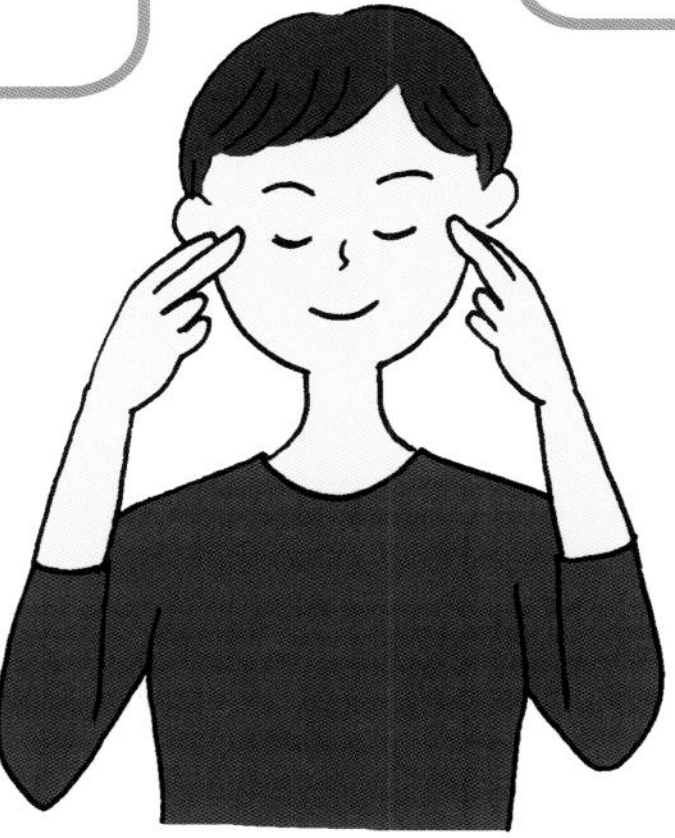

○ 少しくぼんだツボを指先で押し込む

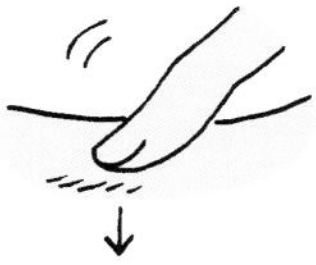

× つめを立てるように押してはダメ！

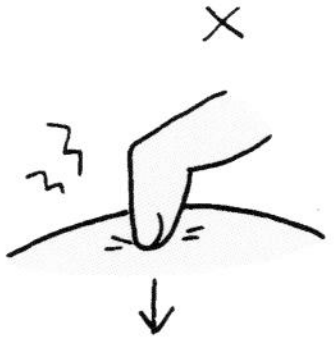

こんなときはNG

- **皮膚にかゆみや炎症があるとき**
- **食事の直前や直後**
- **頭痛や発熱があるとき**
- **お酒を飲んだあと**
- **激しい運動をした直後**

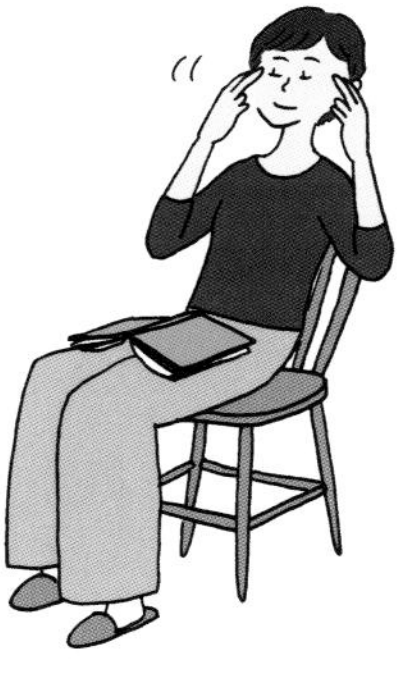

いすに座って背にもたれ、上半身の力を抜いてリラックスして行うといい。顔は正面に向けるか、少し後ろに倒し、顔の力を抜いて目を閉じる。

目に効くツボを覚えておきたい

私は眼科外科専門医ですが、東洋医学も学び、日本東洋医学会の専門医でもあり、必要に応じて、漢方などの東洋医学を治療にとり入れています。

疲れ目などは目の病気や屈折異常で起こることが多いのですが、原因がわからない目の不《ふ》定《てい》愁《しゅう》訴《そ》、特に疲れ目などは、東洋医学のツボ（経穴）への指圧が効果的なことがよくあります。ツボは臓器と関連していて、臓器に不調があれば対応するツボがかたくなったり、押すと痛みを感じたりします。ここをゆるやかに刺激し、こりや痛みをとったり、内臓の疲れや問題を改善するのです。

ツボは、必ずしも不調の部位の近くにあるとは限りませんが、目の不調を改善するツボの多くは顔にあります。ツボさがしのポイントは、軽く押してみて「痛気持ちいい」と感じるところをさがすことです。顔以外の特効ツボも紹介します。

POINT!

顔にはたくさんの特効ツボがある。気持ちがいいという感覚を大切に

顔にある目に効くツボはここ!

顔には目の周囲の緊張や血行不良を改善するツボがたくさんあります。ただし眼球は絶対に押さないようにしてください。

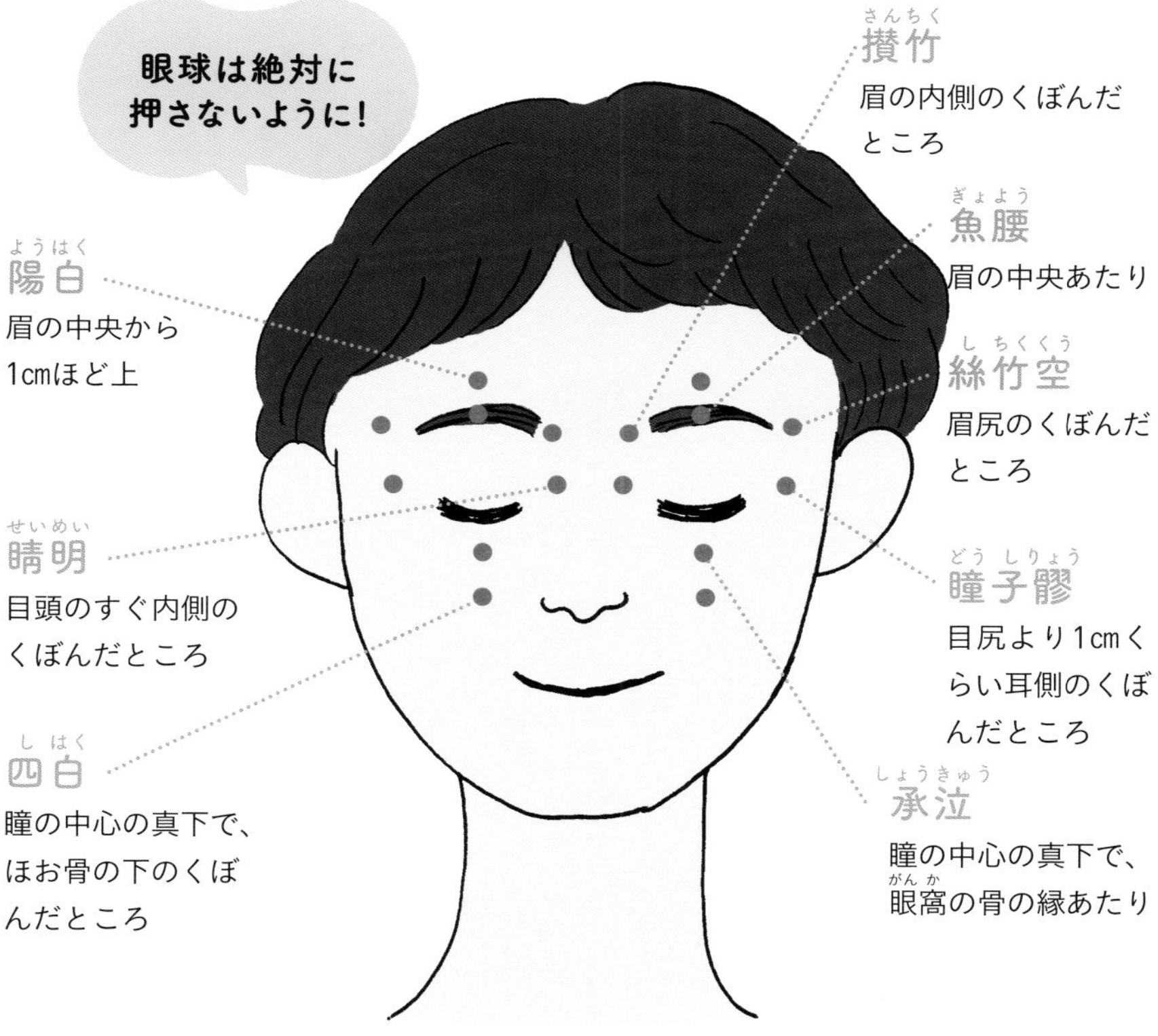
眼球は絶対に押さないように!
攢竹《さんちく》
眉の内側のくぼんだところ
魚腰《ぎょよう》
眉の中央あたり
陽白《ようはく》
眉の中央から1cmほど上
絲竹空《しちくくう》
眉尻のくぼんだところ
睛明《せいめい》
目頭のすぐ内側のくぼんだところ
瞳子髎《どうしりょう》
目尻より1cmくらい耳側のくぼんだところ
四白《しはく》
瞳の中心の真下で、ほお骨の下のくぼんだところ
承泣《しょうきゅう》
瞳の中心の真下で、眼窩《がんか》の骨の縁あたり

POINT!

ツボのじょうずなさがし方

上の図で紹介したツボの位置は、目安です。このあたりというところを指先で軽く押してみて、痛気持ちいい点をさがします。顔のツボは、人さし指や中指、薬指の先でそっと押します。1回8秒、3回ほど押してみましょう。手足のツボ押しには親指の腹が適しています。

手や足にある目にいいツボ

かすみ目や疲れ目は全身のさまざまな不調とも連動しています。
手足のツボを押すと、うそのように改善されることも。

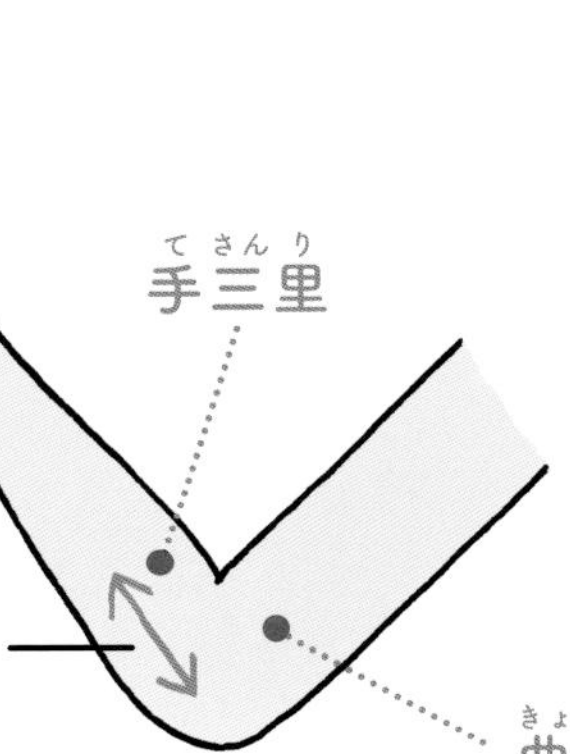

手三里《てさんり》

ひじを曲げてできたしわの外側から3〜4cm親指側で押すと圧痛があるところ

曲池《きょくち》

ひじを曲げて親指側にできたしわの先、上半身の血行を促進し、肩や首の痛みを解消する

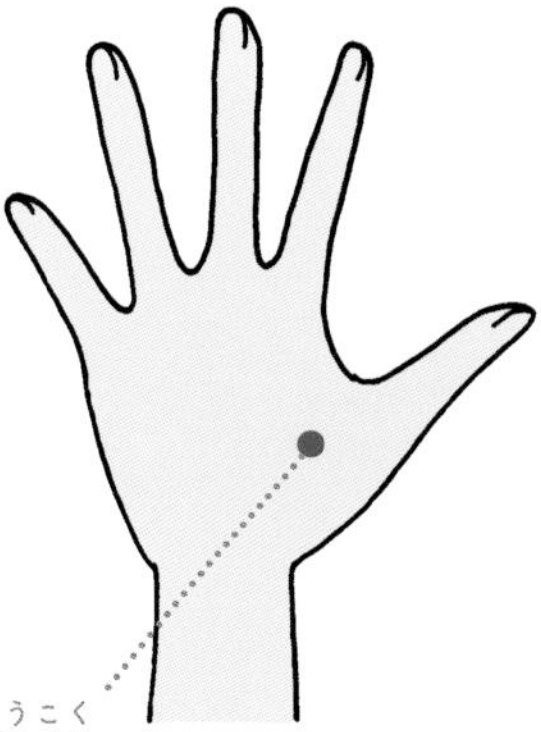

合谷《ごうこく》

手の親指と人さし指の骨の間のくぼみで、押すと圧痛のあるところ。頭痛や肩こりの特効ツボ

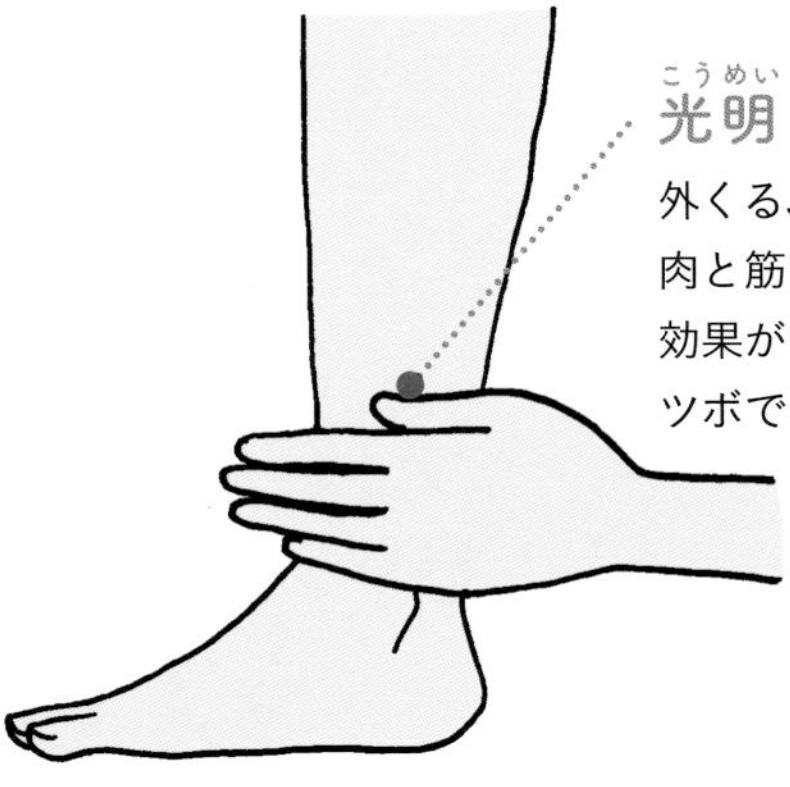

光明《こうめい》

外くるぶしの上から10cm程度上の筋肉と筋肉の間のくぼみ。目の疲れに効果があり、肝臓の機能を回復するツボでもある

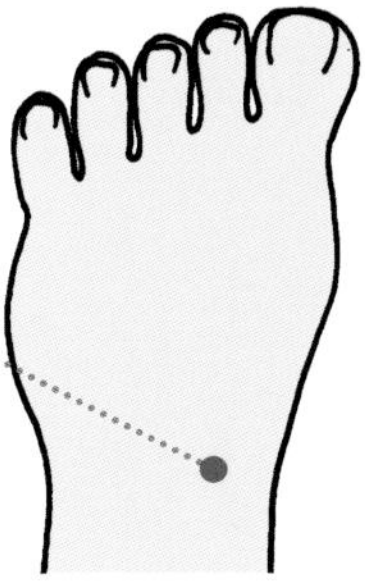

太衝《たいしょう》

足の甲で親指と第2趾の骨の間をたどっていったくぼみ。肝臓の疲れや冷えにも効くツボ

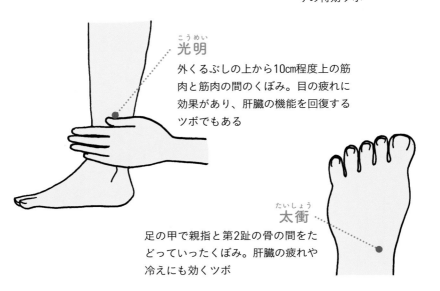

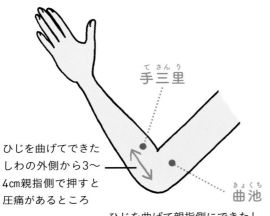

頭や首にある目にいいツボ

眼精疲労は首や肩のこりと連動しています。頭や首にあるツボを刺激するとスッと軽くなることも少なくありません。

自分で押しやすく、効果抜群!

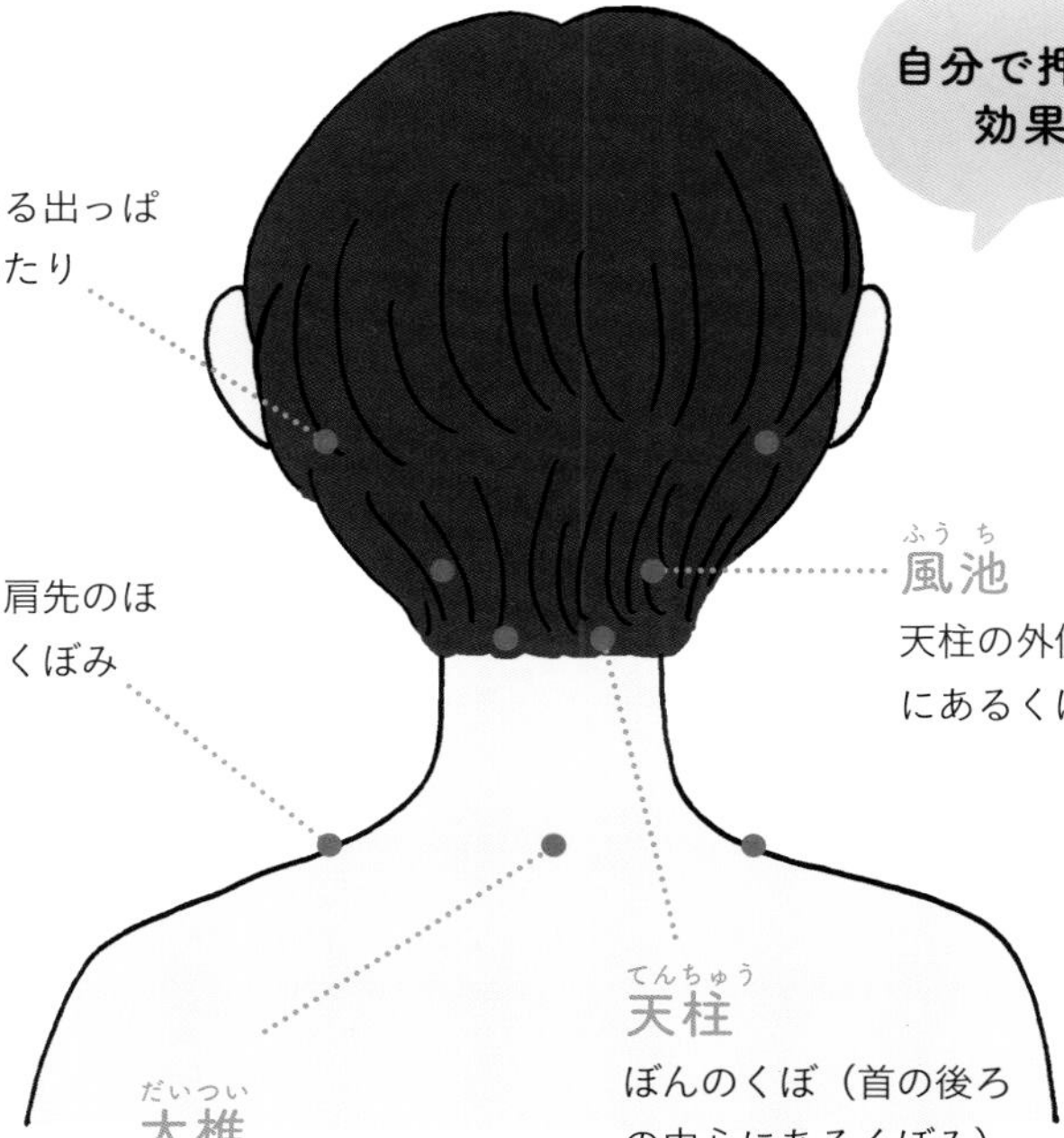

完骨《かんこつ》
耳の後ろにある出っぱった骨の下あたり

肩井《けんせい》
首のつけ根と肩先のほぼ中央にあるくぼみ

風池《ふうち》
天柱の外側の、やや上にあるくぼみ

大椎《だいつい》
首を前に倒したときに突き出る2つの骨の間

天柱《てんちゅう》
ぼんのくぼ（首の後ろの中心にあるくぼみ）の左右。生えぎわあたりのくぼみ

POINT!

首のツボのじょうずな押し方

右の図のように両手の親指の腹をツボに当て、残りの指で頭を支えるようにし、親指でゆっくりと押す。気持ちのいい点が見つかったら、少し揺するようにして軽い振動を加えてもいい。

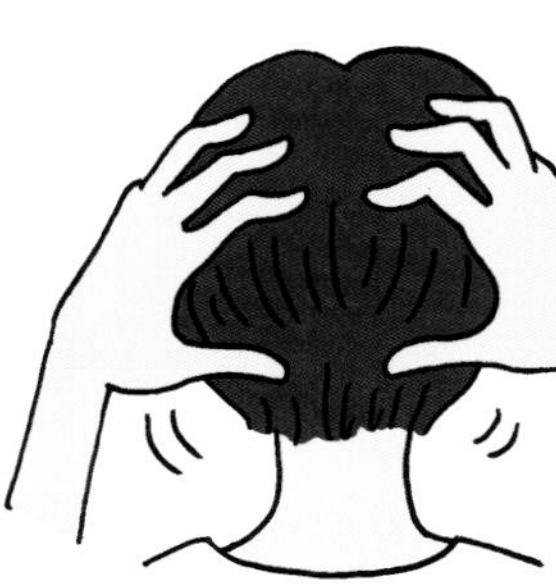

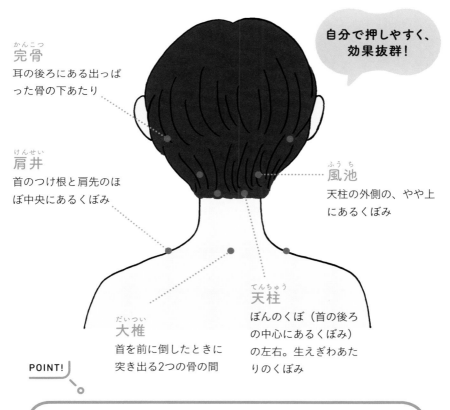

首と肩の血行をよくする小さな習慣

スマホやパソコンを見続けて目が疲れたと感じたときは、肩や首筋もこっています。筋肉が緊張すると血行不良になり、さらに目が疲れるという負のスパイラルに。1時間に一度、3～5分の軽いストレッチをすると目の疲れも回復します。

また、前かがみや猫背の姿勢でスマホやパソコンを見続けると首が前に傾き、首に過剰な負担がかかります。本来、首の骨（頸椎《けいつい》）には30～40度のカーブがありますが、姿勢が悪いと頸椎が直線化するストレートネックになります。頭の重心が前に移動してしまい、支える首の筋肉が慢性的緊張状態になり、眼精疲労、首や肩のこり、手足のしびれ、めまい、吐きけなどを引き起こします。頸椎椎間板《ついかんばん》ヘルニアなどの原因にもなるので、侮れません。いすや机の高さは姿勢を正してスクリーンを見られるように、耳、肩、腰骨がまっすぐになるように調整します。

POINT!

目はもちろん、顔や頭、脳への血流は肩や首のこりをほぐすと改善する

肩こり、首こりを解消する運動

スマホやパソコンに向かっていたり、同じ姿勢でデスクワークを続けているとき、1時間に一度習慣にしたいほぐしエクササイズ。

首の左右運動

首と肩のこわばりをとる運動

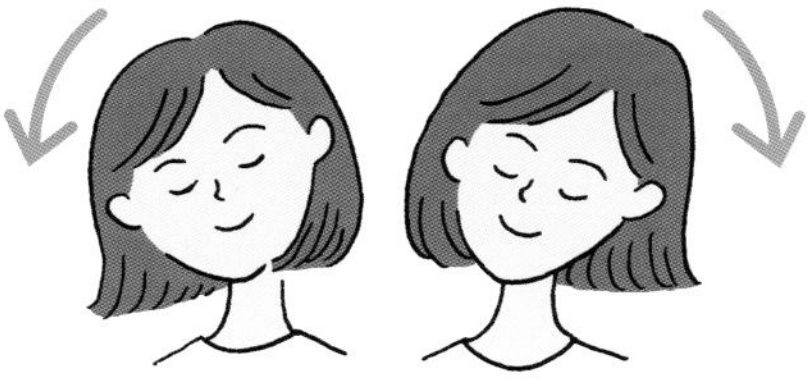

首を左右にゆっくりと倒す。気持ちがいいところまで。

首の前後運動

前傾し続けてこった首筋を伸ばす運動

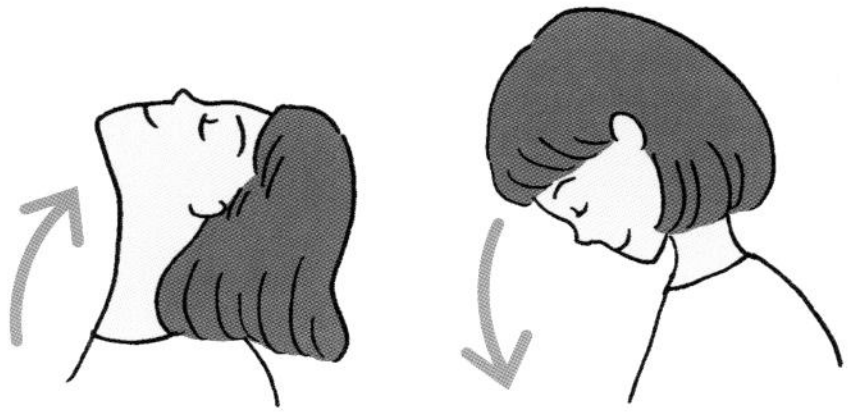

ゆっくりと首を後ろに倒す。気持ちがいいところまで。

ゆっくりと首を前に倒す。できるところまで。

column

前傾姿勢が招くストレートネック

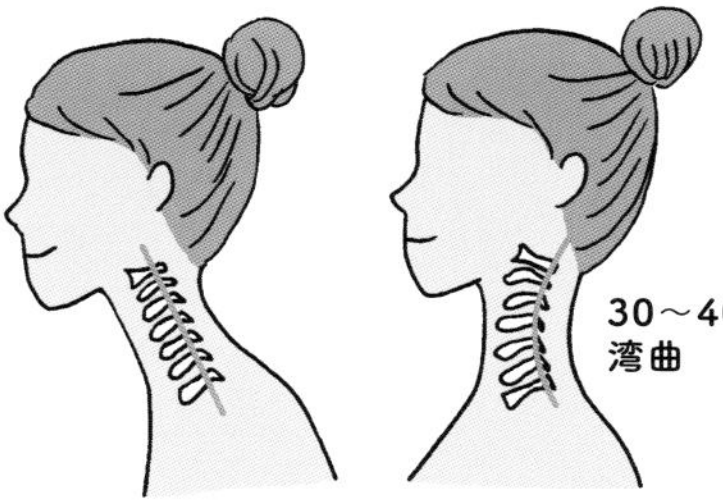

通常では「く」の字にカーブを描くはずの頸椎が、前傾姿勢を続けることでまっすぐになってしまうのがストレートネック。首や肩がこるだけでなく、冷えや頭痛、めまいなどの原因にも。

肩回し運動

腕のつけ根を支点にして肩を回す運動

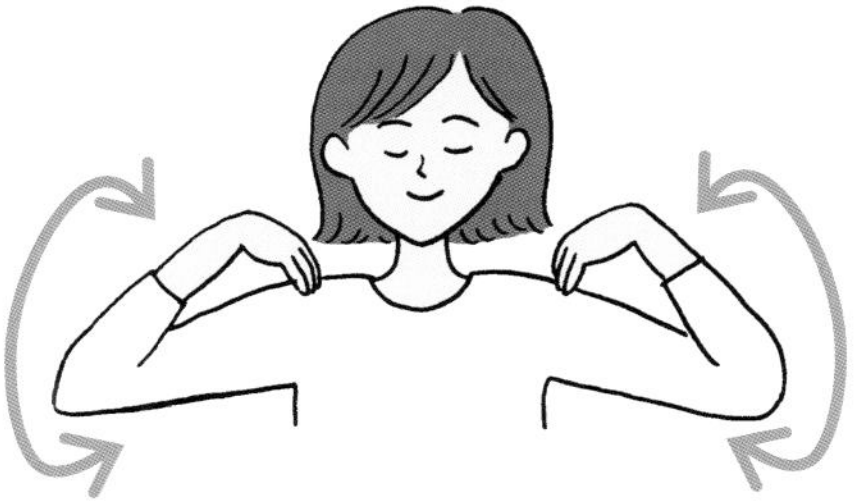

手先を肩につけ、ひじを肩の高さまで上げて、ぐるぐると回す。前回し、後ろ回しを交互に。

頭皮のマッサージで目がラクになる

目の疲れと肩こりや首の緊張が密接に関係しているのと同様に、頭皮のこりも目には大きく影響します。また、目を使いすぎると酸素消費も多くなり、たくさんの活性酸素が発生して疲労を感じます。これは肩こりや頭皮の血行不良の原因になります。頭皮をもみほぐして緊張をとり、血流をよくすると、目の疲労もやわらげることができます。

耳のすぐ上にある側頭筋を回転するようにもんでほぐすのも効果的です。頭にもツボ（経穴）があるので意識してもんでみましょう。頭の後ろの「天柱《てんちゅう》」や「風池《ふうち》」、頭頂の「百会《ひゃくえ》」などは頭皮の血行促進につながるツボです（p.87参照）。頭蓋骨をおおっている頭皮は、指先で少し動かせる程度にゆるんでいるのが理想ですが、現代人は全く動かないほど緊張していることが少なくありません。指の腹で頭をつかみ、皮膚を少しずつ動かすようにもんでみるとよいでしょう。

POINT!

目が疲れ、首や肩がこったときは
かたくなった頭皮をゆるめてみるといい

頭皮をゆるめる2つのマッサージ

同じ姿勢を続けて首や肩がこってくると、頭皮もかたくなっていることがよくあります。効果的な頭皮のほぐし方はこちら。

頭皮の簡単マッサージ

頭のいちばん上、耳と耳を結んだ線の中央にあるツボが「百会」。首から上のさまざまな不調に特効があり、ストレスや不眠、高血圧などにも効果的。

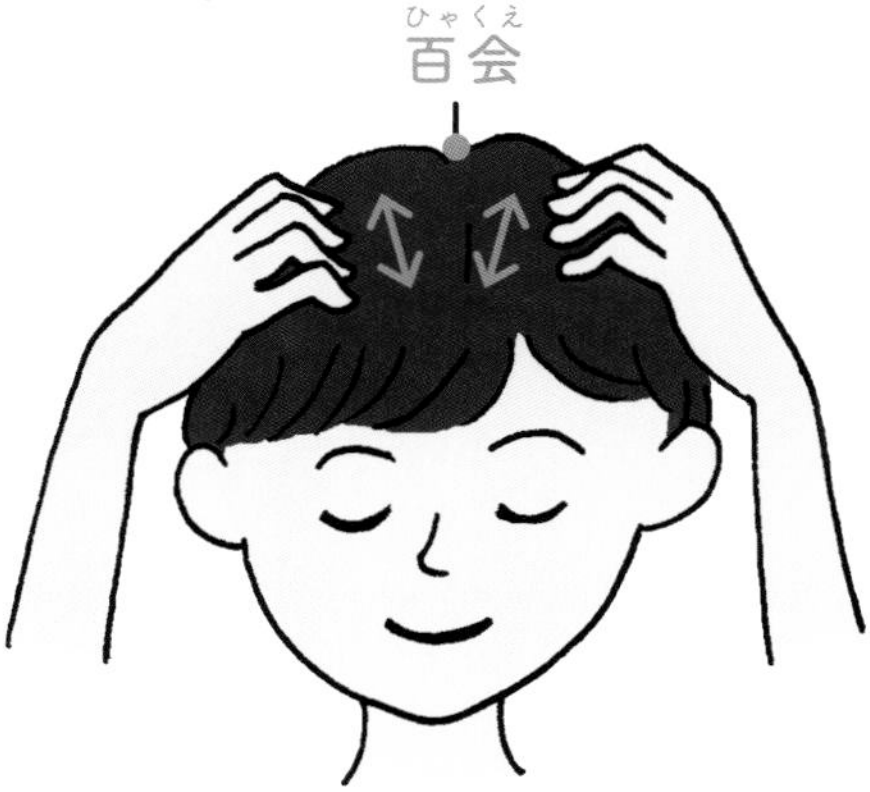

両手で頭をかかえるようにつかみ、指先を小さく動かして頭皮をもんだり、手を前後左右に動かして頭皮を揺らす。しだいに動きがよくなるのがわかる。

シャンプーブラシで!

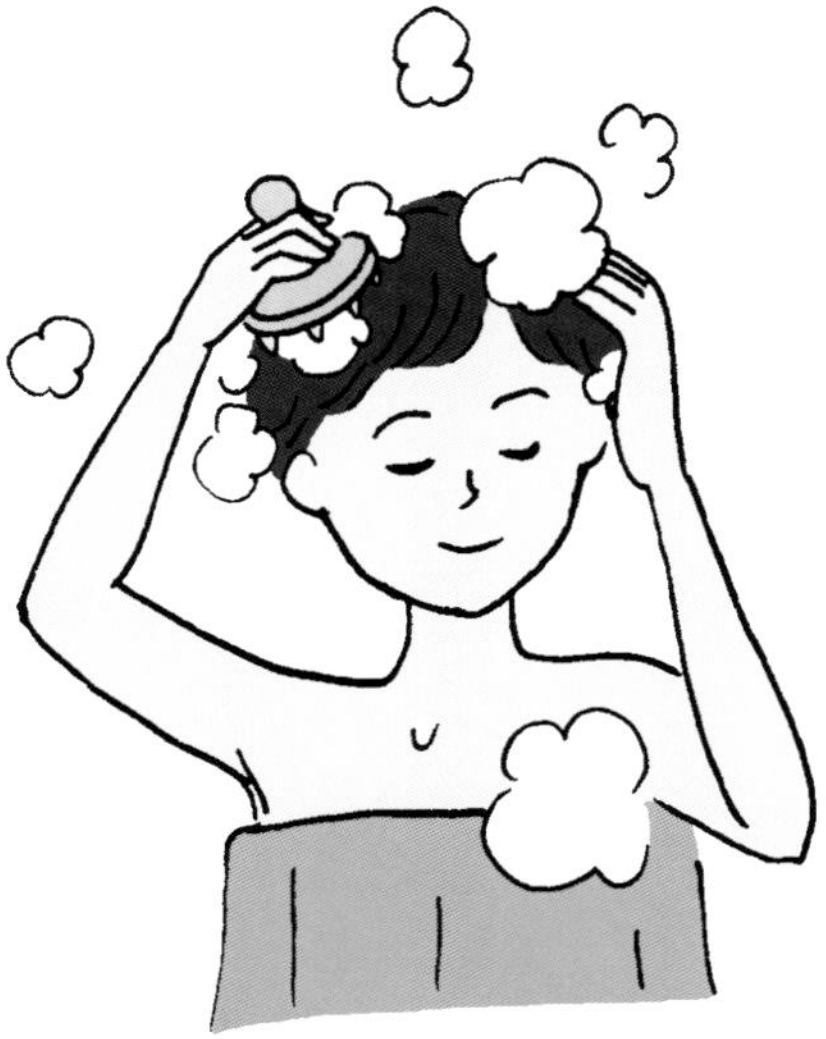

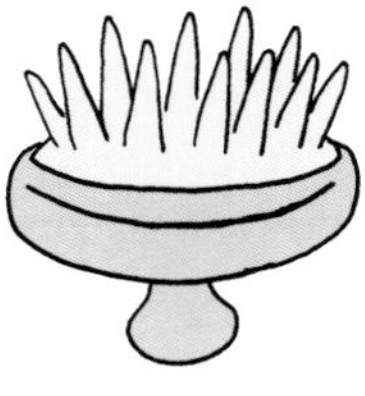

シャンプーするときに頭皮のマッサージができるゴムやシリコンでできたシャンプーブラシも使い勝手がいい。毎日のシャンプーで頭皮をほぐす習慣を。

夜は湯船につかって温まり、血行改善

目の疲れに体の不調が伴う状態が長く続くのが「眼精疲労」で、血行をよくするのがいちばん有効です。なかでも、入浴は眼精疲労の改善にとても効果があります。

まず、約40度の湯に10分ほど肩までつかり、全身の血行をよくします。好きな香りの入浴剤やエッセンシャルオイルを使うとさらに効果的。その後10分ほど半身浴をします。このとき、ホットタオル（p.80参照）をまぶたに当てたり、目のツボ（p.84参照）を押したりしてもよいでしょう。髪や体を洗ったあと、洗い場で43度程度のシャワーを目の周りや首筋、肩などに5分ほど当てて血行をよくします。ただし、目は圧力に弱いので、眼球部に直接シャワーを当ててはいけません。

入浴後2時間ほどで深部体温が下がり、副交感神経が優位になると、よい睡眠がとれ、眠っている間に細胞が再生されることも入浴の大きなメリットです。

POINT!

ぬるめの湯は全身の皮膚と筋肉の緊張や血行を改善するいい方法

目の疲れをとる入浴法

「入浴」は「眼精疲労」の改善にとても効果があります。
ゆっくり入って体の緊張をゆるめ、全身の血行をよくしましょう。

ぬるめのお風呂で副交感神経を優位に

夜のお風呂はぬるめのお湯にゆっくりつかるのがおすすめ。リラックスし、血行がよくなるので、熟睡スイッチがオンに。

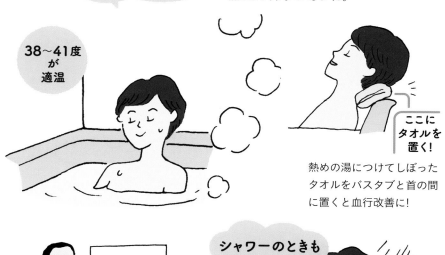

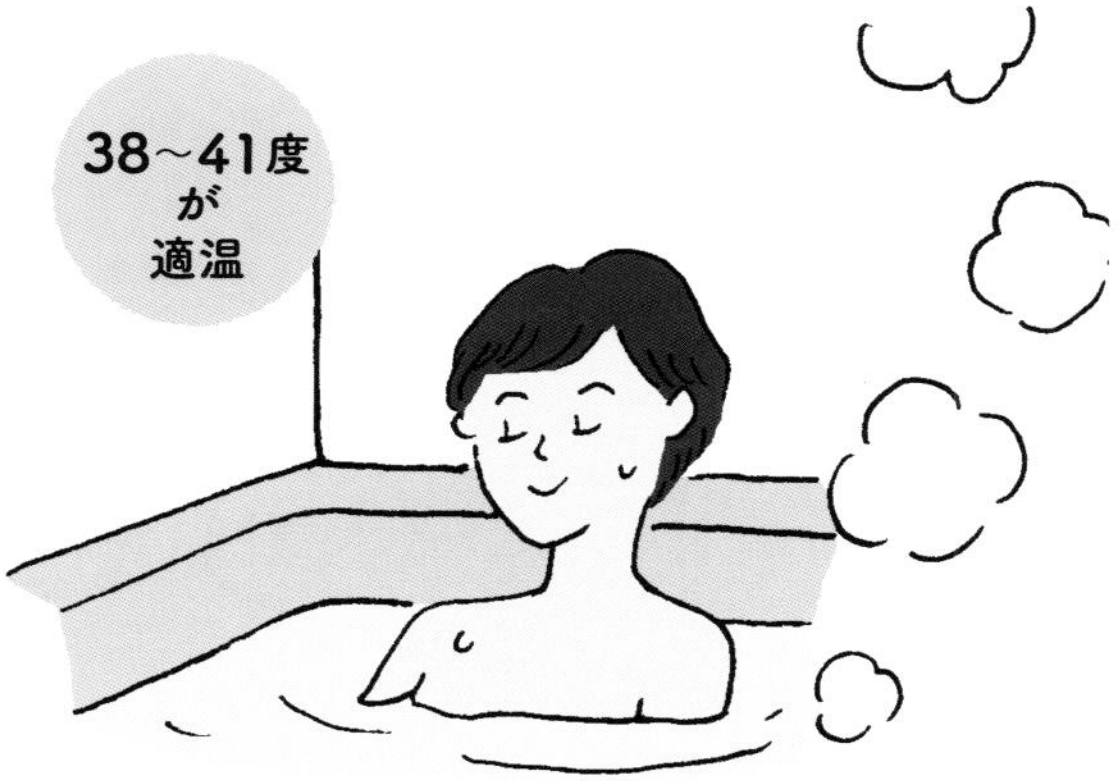
38~41度
が
適温

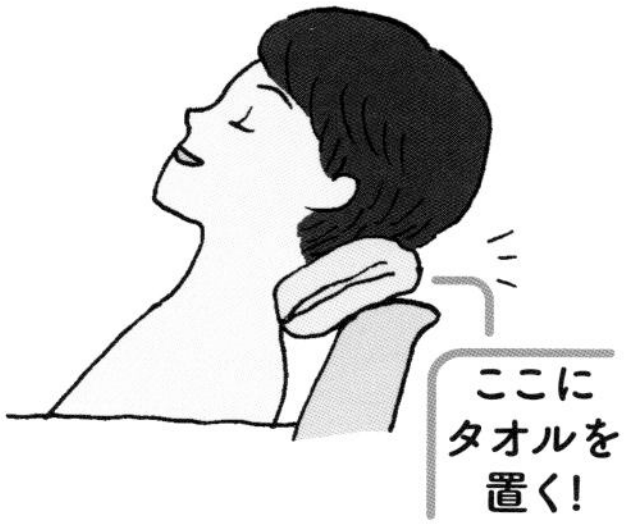
ここに
タオルを
置く!

熱めの湯につけてしぼったタオルをバスタブと首の間に置くと血行改善に!

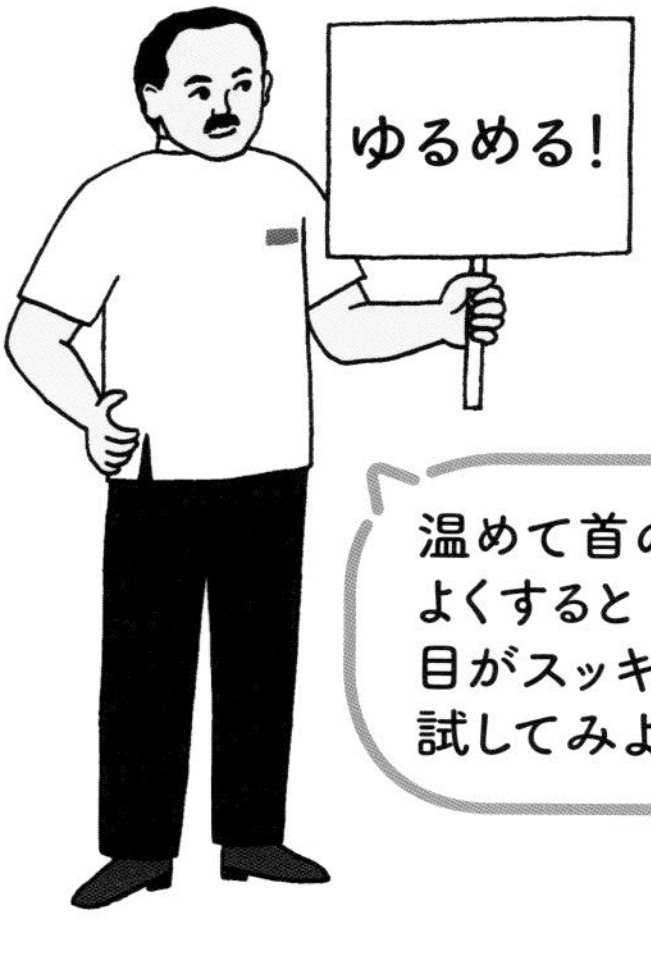
ゆるめる!

温めて首の血行をよくすると目がスッキリするので試してみよう

シャワーのときも

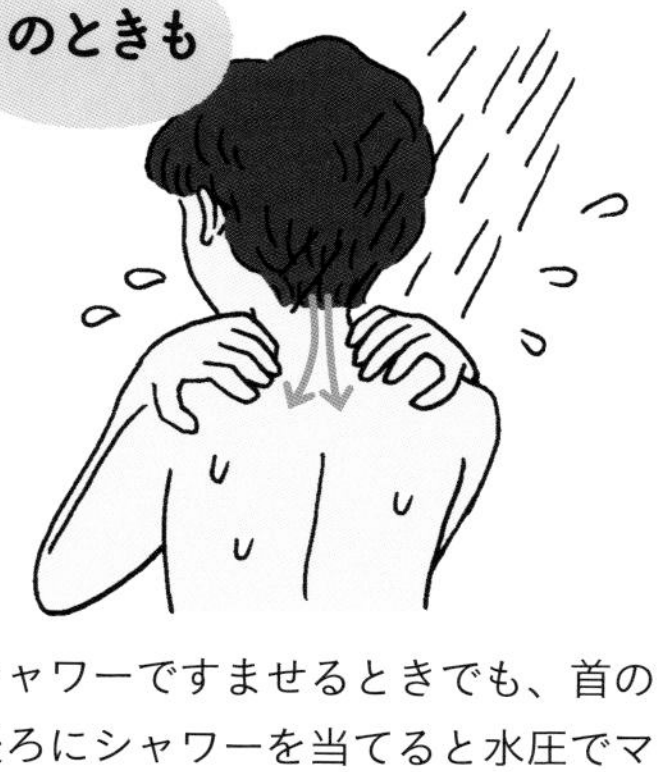

シャワーですませるときでも、首の後ろにシャワーを当てると水圧でマッサージに。生えぎわから肩に向けてリンパを流すようにすると、頭部のうっ血が解消。

皮脂をとりすぎず、乾燥にはオイルを

アレルギーやアトピー性皮膚炎は失明につながる目の病気の原因になるので、眼科医の私も強い関心があります。特にアトピーでは皮膚のバリア機能が弱って強いかゆみが起こり、まぶたの皮膚炎や角結膜炎《かくけつまくえん》を起こしがちです。また、かゆみで目をこすったりたたいたりして若い人でも白内障や網膜剥離を起こしたり、円錐角膜《えんすいかくまく》になることも。チン小帯《しょうたい》がもろくなり、緑内障や水晶体脱臼《だっきゅう》を起こす人もいます。

大切なのは皮膚の乾燥を防ぐことです。かゆみ止めにはステロイド剤が使われますが、副作用が強いため、長期間は使えません。水分の蒸発を防ぐには入浴の際、オリーブオイル配合のせっけんで皮膚の汚れをさっと落とし、よく洗い流したらぬれたままの皮膚にアルガンオイルやオリーブオイルといった、しぼっただけの良質なオイルをなじませます。さっとシャワーで洗い流すと自然な油分が残り、保湿効果と細胞の安定化がはかれます。

POINT!

皮膚から水分が失われるのを防ぐ
皮脂をキープしてかゆみ対策に

乾燥を防ぐ入浴とオイルケア

**顔はもちろん、体のかゆみを防ぐ生活習慣を知っておきたい。
入浴や洗顔で皮脂を奪いすぎないようにし、良質のオイルでのケアを。**

ゴシゴシこすらず やさしく洗って

**かたいタオルやボディーブラシに
大量のせっけんをつけて
ゴシゴシ洗うと皮脂をとりすぎる。**

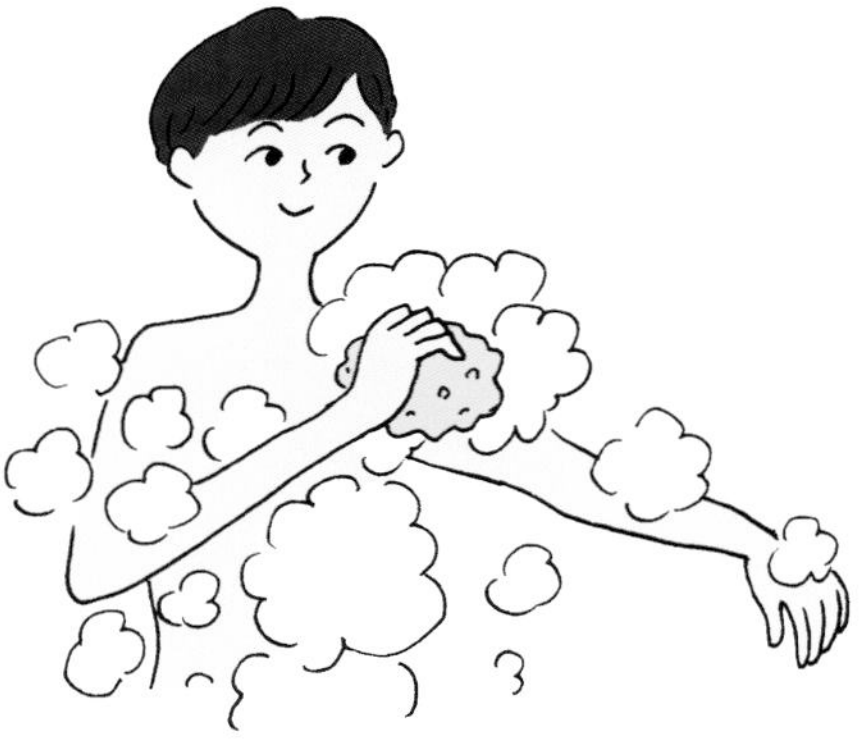

良質なオイルで ケアを

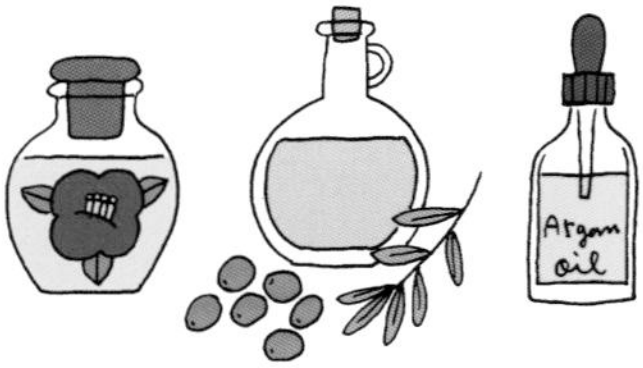

オイルは圧搾《あっさく》しただけの、薬品を使っていない自然なものがいい。つばき油やオリーブオイルが手軽。モロッコでしかとれない希少なアルガンオイルは保湿力が高いので肌を守る力も強い。

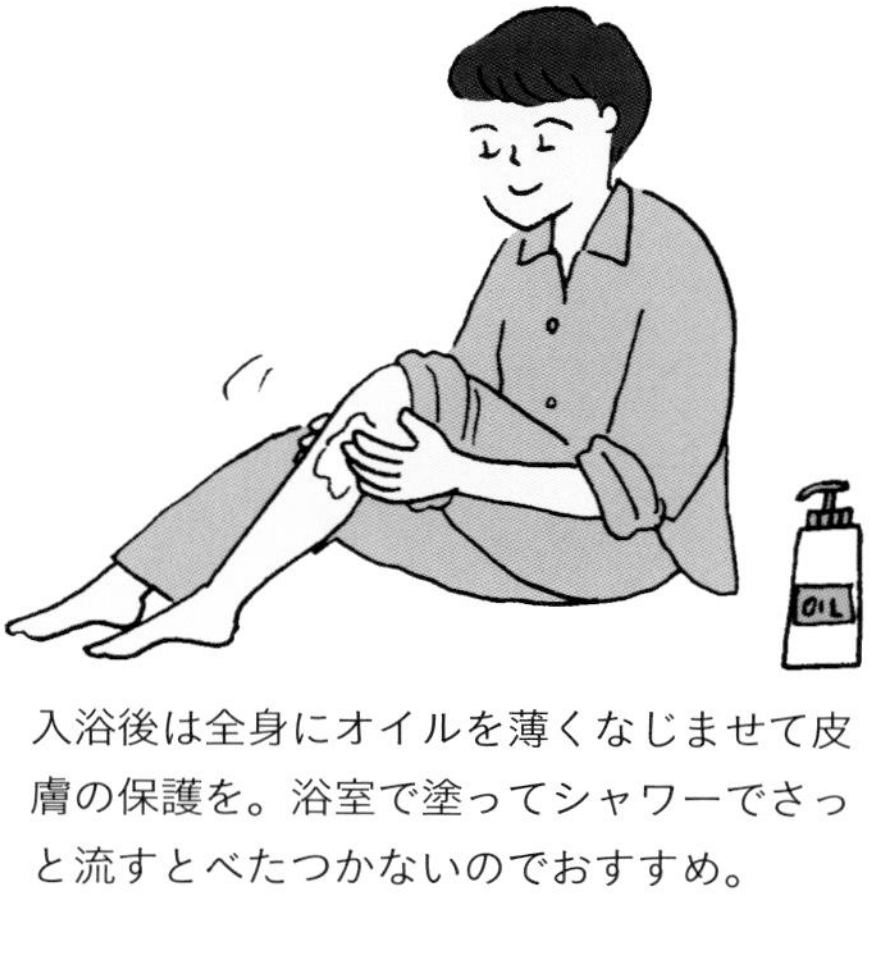

入浴後は全身にオイルを薄くなじませて皮膚の保護を。浴室で塗ってシャワーでさっと流すとべたつかないのでおすすめ。

**大量に使うものでは
ないのだから、よいオイルを
選んで皮膚を守るのが、
目のため、皮膚の健康にも
つながりますよ**

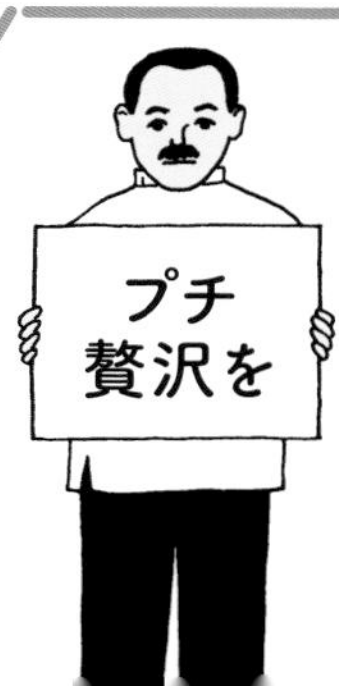

目の疲れ解消に大切な寝る前の1時間

スマホやパソコンの画面はＬＥＤによるブルーライトという短波長の光で、網膜に届くと情報が視床下部に伝わります。寝る直前までスマホやパソコンを見ていると、２つの問題が起こります。１つは体内時計がリセットされ、体が朝と勘違いして睡眠のサイクルが狂います。もう１つは睡眠ホルモンであるメラトニンの分泌が抑えられ、寝つきが悪くなって睡眠の質が低下します。

よい睡眠がとれないと、細胞の再生力が落ち、目の細胞だけでなく、全身に悪影響を及ぼします。寝る直前までパソコンやスマホは見ないことに加え、ブルーライトのＬＥＤ照明を煌々《こうこう》と照らすのも避けたいもの。波長の長い暖色系の照明を光度を落として使用しましょう。睡眠モードである副交感神経を優位にするために、ぬるめのお風呂でリラックスするなどしてよい眠りの準備をします。

POINT!

目をブルーライトからフェイドアウト。睡眠に向けて自律神経も整えて

1日の終わりに体も脳もゆったり

**眠る前の時間は睡眠の質を上げるために工夫をしたい。
交感神経を刺激し、体内時計を狂わせるスマホは厳禁。**

好きな香りの入浴剤や軽いストレッチ

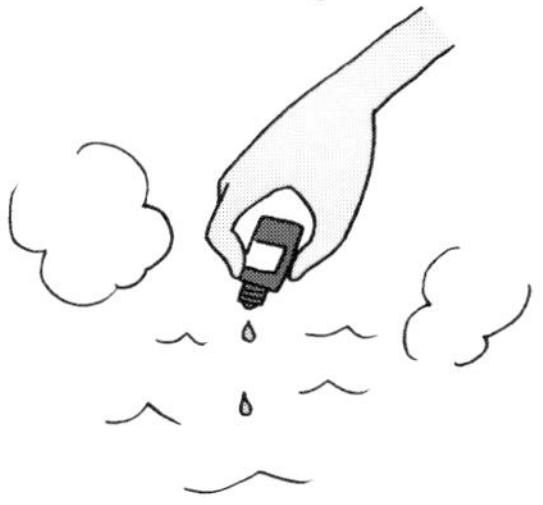

香りは、くつろぎタイムをより上質な休息時間にしてくれる。入浴時にエッセンシャルオイルを1〜2滴。さらに湯船でこった手足やふだん伸ばさない筋肉を伸ばすのもいい。

スマホはオフ！やわらかい光の空間で

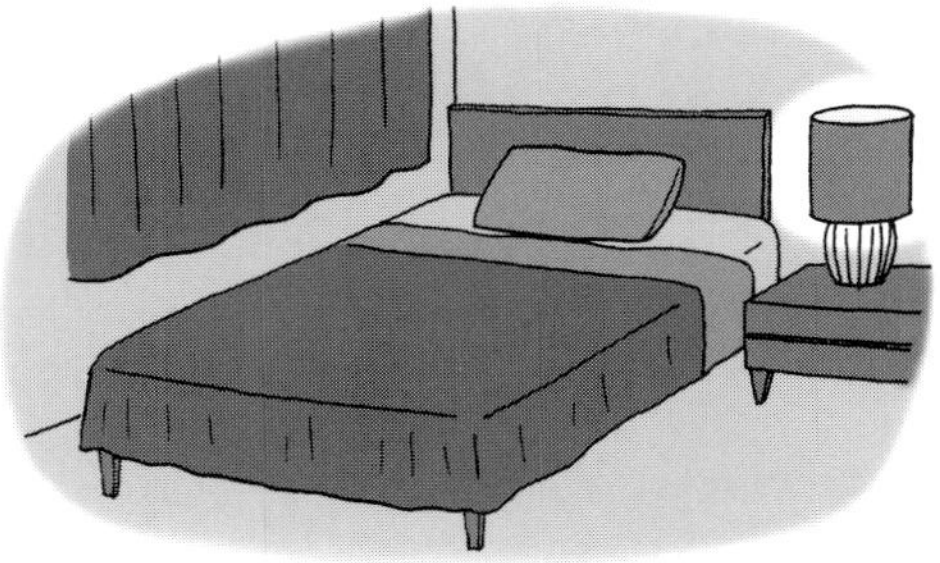

眠る直前までブルーライトを見るのは厳禁。照明は暖かい色にし、眠るときにはOFF。副交感神経を優位にし、メラトニンの分泌を促す。快適なベッドルームは細胞の再生にも好影響。

column

日光と照明はオンオフの切りかえのキー

現代では昼と夜の境目がなくなり、体のリズムがくずれています。朝日を浴び、交感神経をオンにしてセロトニンの分泌を増やし、暗くなったらオフタイムへと切りかえて睡眠ホルモンのメラトニンを増やす。また、近視は眼軸が長くなることが原因のひとつ。日光は、紫外線で眼球がかたくなり、眼軸がのびるのを防ぐので、近視の予防にも。子どもの夜ふかしは特に避けたい。

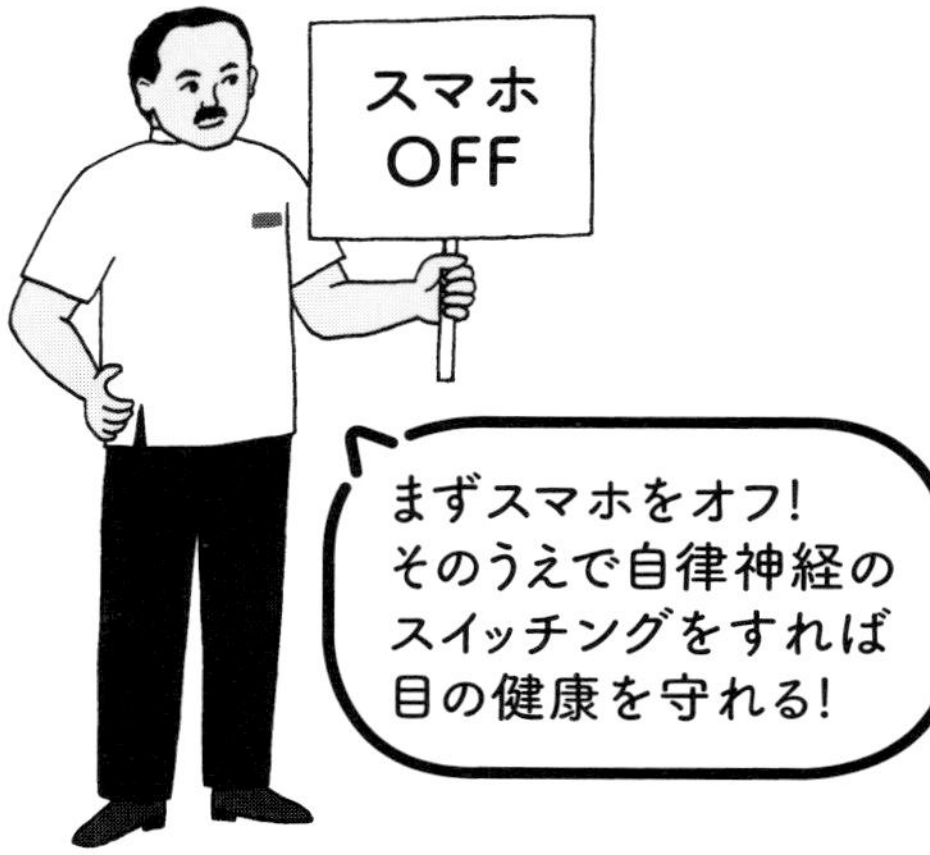
スマホ
OFF
まずスマホをオフ！
そのうえで自律神経の
スイッチングをすれば
目の健康を守れる！

適正な視力矯正が目の負担を減らす

メガネをかけるのがいやだとか、老眼を認めたくないなど、よく見えないのにきちんと視力矯正をせずに暮らしていると、症状が進むだけでなく、目の疲れや肩こり、頭痛などの原因になります。なんとか見えるのとラクに見えるのとでは疲労感が全く違います。近視や乱視以外にも20歳くらいから視力の調節力は低下し始めるので、30代で老眼が始まる人もいます。早めにメガネなどで屈折矯正すると見やすくなるだけでなく、疲労が少なくなります。見えにくいと思ったら視力検査を。遠近両用メガネの場合、さまざまな種類があるので、暮らしに合わせて選んで生活の質を向上させましょう。

子どもは水晶体に弾力があるので、少々の遠視や乱視があっても調節して見えるのですが、見えていても毛様体筋の緊張で非常に目が疲れます。そのため、本を読むのがいやになったり勉強嫌いになったりしかねません。特に子どもの遠視は早く見つけて矯正することが大切です。

POINT!

仕事や趣味などライフスタイルで
メガネの選び方を検討すべき

暮らしに合ったメガネを選ぶ

年齢で判断せずに、現実に近視、遠視、乱視の度数をきちんと測定して、早めに矯正することで、疲れの少ない快適な生活が送れます。

遠近両用メガネの選び方

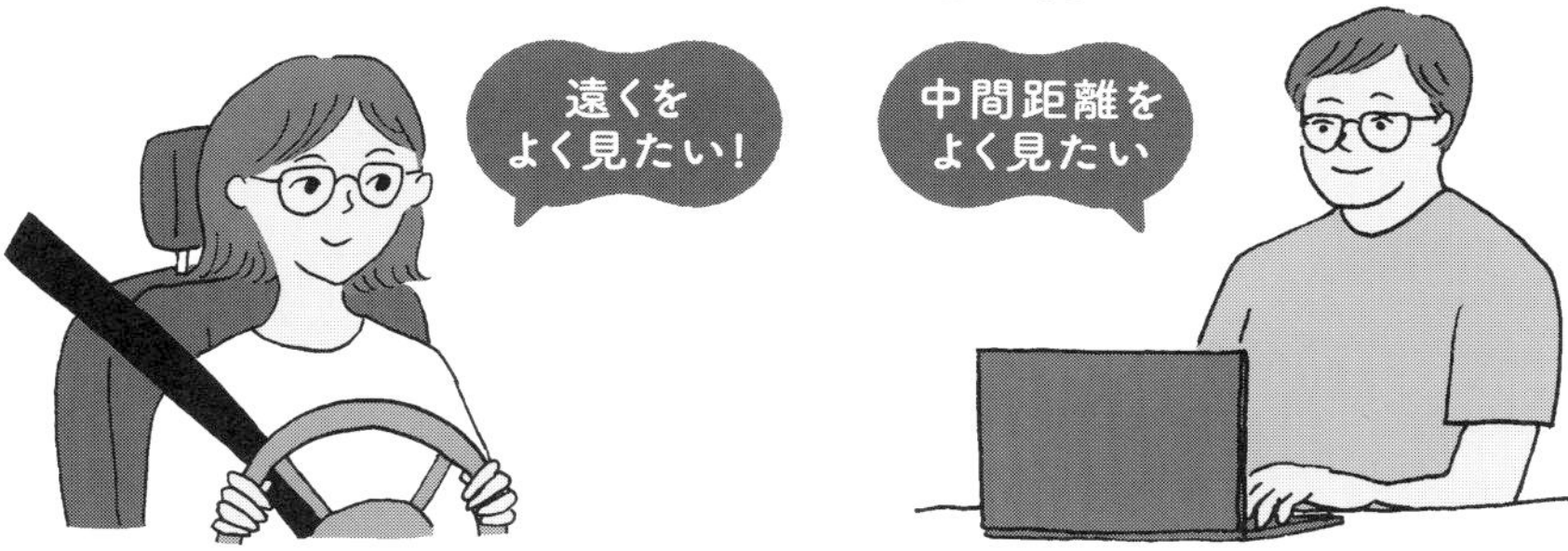
遠くをよく見たい!
中間距離をよく見たい

遠近レンズ

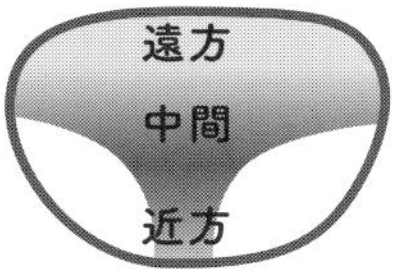
遠方
中間
近方

近くから遠くまで見える
遠くが見えることを重視している。近くは視野が狭い。パソコン画面などの中間距離が弱い。

中近レンズ

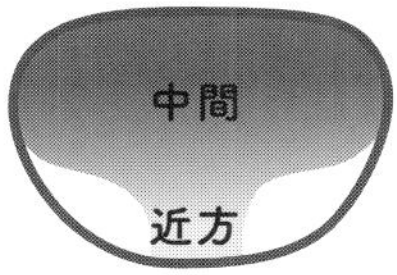
中間
近方

手元から3～5mくらいがよく見える
室内での生活を重視し、料理や読書などにも向くが、屋外では見えないものも多く、不便な場合も。

近々レンズ

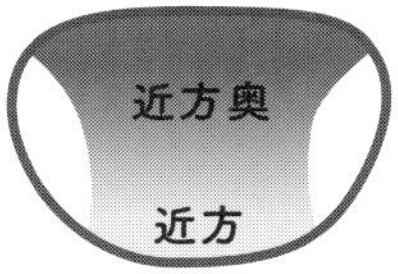
近方奥
近方

手元から1mくらいまでがよく見える
近くを重視。パソコン画面などもよく見える。手元と画面を交互に見るデスクワークなどに。

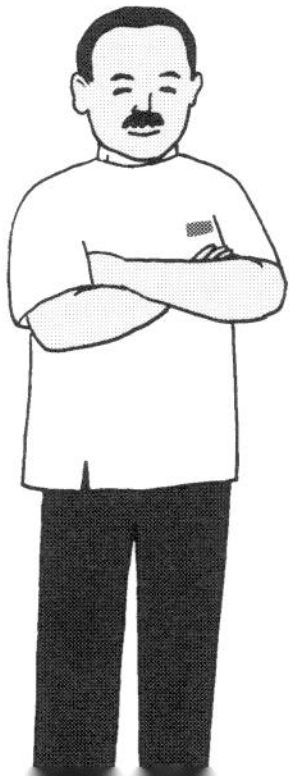

視力矯正には、角膜の屈折率を変えるレーシックや、ICLなどの眼内レンズ挿入、白内障治療で多焦点眼内レンズを選ぶなど、手術で矯正する方法もあります。医師の腕が結果を左右するので十分に検討し、技術力のある医師を選ぶことが重要

目薬を安全に効果的に使うには

薬局には、疲れ目、かゆみ、調節障害などを改善する多くの目薬が並んでいます。大切なのは、必要なときに症状に合わせて必要な期間だけ使うことです。たとえば、目の充血をとる点眼剤は血管収縮剤で一時的に白目を白くするが、常用すると血管が拡張し、最終的には常に目が血走ったようになります。目は涙という最良の保護液で守られているのに、目薬をさしすぎると涙のバランスをくずすこともあります。

市販の点眼剤には保存料が含まれているものが多く、常用すると角膜障害を引き起こすこともあります。医療用点眼剤は保存料が少ないか無添加なので、医療機関で処方してもらうのがよいでしょう。目薬のさし方も重要です。

アトピーなどで目をこすりがちな人は体質（証《しょう》）に合わせ、越婢加朮湯《えっぴかじゅつとう》、黄連解毒湯《おうれんげどくとう》、桂枝茯苓丸《けいしぶくりょうがん》などの漢方薬を服用すると、症状を抑えることもできます。

POINT!

目薬に頼りすぎてはいけないけれど、必要なときには正しく使うのが正解

目のための薬とのつきあい方

目薬をじょうずにさせない人、まちがったさし方をしている人のための点眼講座です。一度見直してみましょう。

正しい点眼法

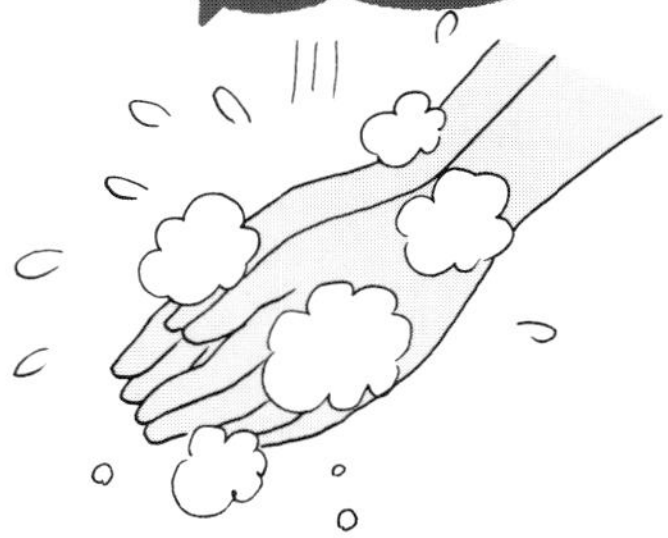

1 まず手をよく洗う

せっけんで手をよく洗う。

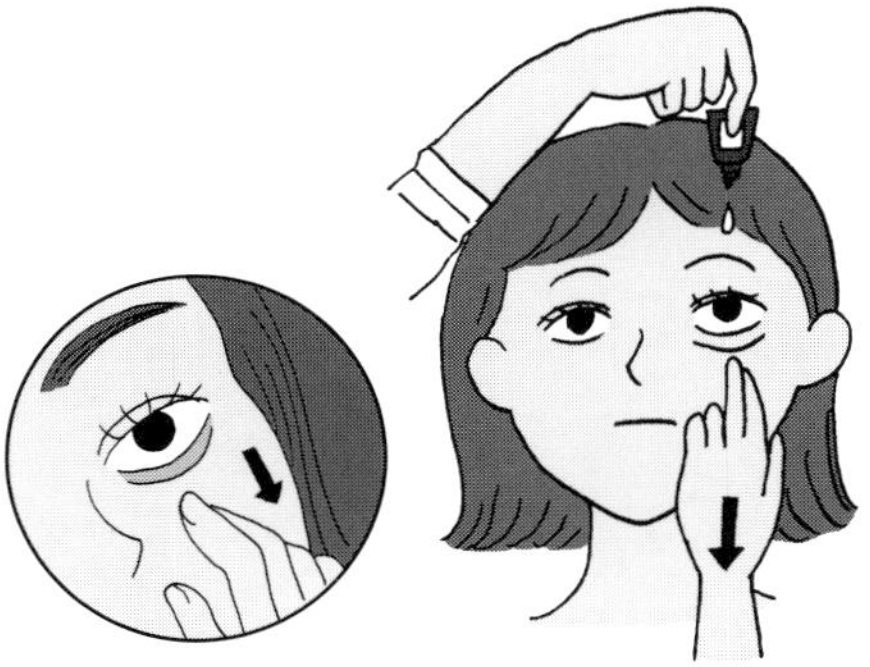

2 下まぶたを下げて点眼

目薬を持たないほうの手の指の腹を、下まぶたの下の骨のあたりに当ててあっかんべーをするように軽く下に引き、上から1滴たらす（1滴で十分）。目は少し開いていれば大丈夫。黒目の上でなくてもいい。容器の先はかたいので目を傷つけないためにも、目には接触しないように。

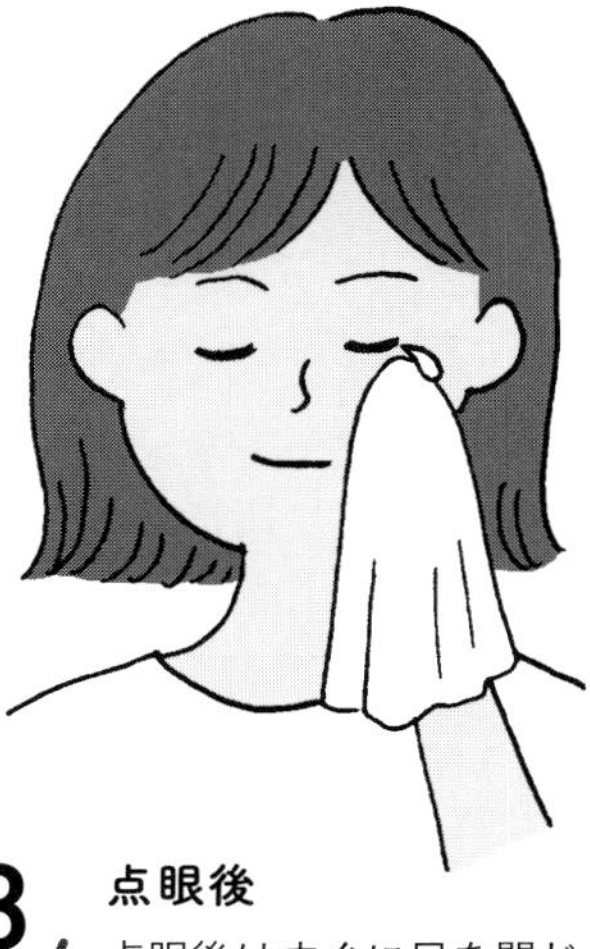

3 点眼後

点眼後はすぐに目を閉じ、目の周囲の目薬や涙をふきとる。しばらくそのままで。

column

かゆみ止めは使うべき

花粉症やアトピーで目をしょっちゅうこすると、若くても網膜剥離や白内障が起こります。これを防ぐためには、まず、適切にかゆみを抑えること。抗ヒスタミン剤の内服薬や炎症を抑えるステロイド剤などの点眼剤を使います。いたずらに薬を避けず、症状に応じて薬を変えるので、医師の指示に従って薬をコントロールするのが正解です。

column

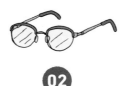

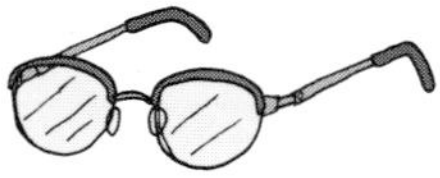

02

【予防は最大の治療です。大切な目を守るため日々心がけて】

人間は情報の９割が目から入り、現代社会では目はすぐに疲れて病気になりやすいのです。また、目は骨で守られず外にむき出しになっているため、ほかの臓器よりも障害を受けやすくなっています。さらに、近年はすべての世代で、スマホを多用しているため、光源LEDの長期使用による網膜障害も今後は問題になってくるでしょう。

目にとって過酷な時代、私自身も、食事や運動、睡眠で生活リズムを整え、寝る前には、副交感神経を優位にして血行をよくし、目を調節する毛様体筋を休めます。目の疲れをとるのに蒸しタオルで目を温めるのもおすすめです。車の運転や、パソコンやスマホを使うときには、ブルーライトや紫外線カットのメガネで網膜を守るのは必須です。飽食の時代に増えた糖尿病では、糖質制限食が糖尿病性網膜症予防などに有用です。

日々の予防が、目の病気や視力低下を遠ざけてくれるのです。また、最先端の目の手術を受けたあとも、目を守る食習慣と生活習慣を続けていきましょう。

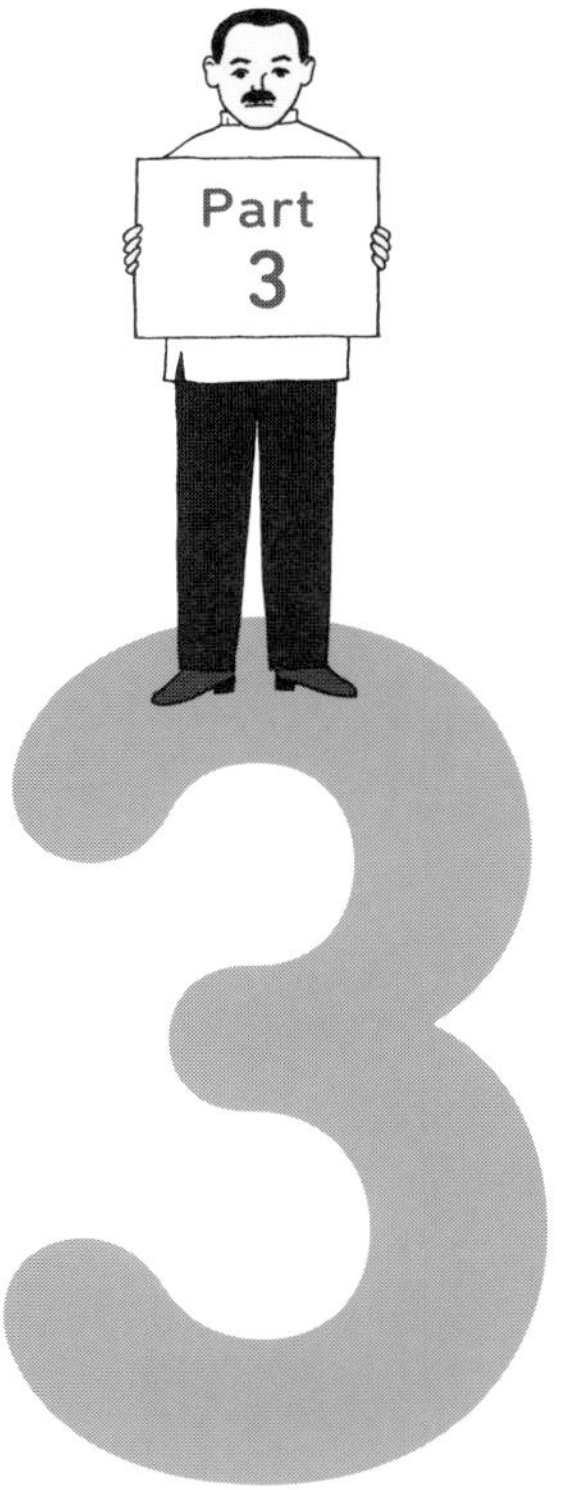

眼科で受ける後悔しない目の治療

目に不調が起きてしまったら迅速に技術のある眼科医で最良の治療を受けること。身近な目の病気の原因と治療について解説します。

専門医の治療を受けるとき考えたいこと

この章では、眼科での治療が必須である目の病気について解説します。疲れ目やドライアイなどは、Ｐａｒｔ2で紹介した食生活やセルフケアで改善することや、悪化を防ぐことができますが、白内障《はくないしょう》、緑内障《りょくないしょう》、網膜症《もうまくしょう》、黄斑変性症《おうはんへんせいしょう》などは医師の治療が必要です。

手術で回復する病気も少なくありません。ただし、最良の結果を得るためには、患者さんにも知識が必要な時代です。目の病気の概要と、治療法などを理解しましょう。

眼科医による治療は、医師の腕と経験によって大きく左右されることを知っておいてください。これまで、私のもとにいらした患者さんの中には、「なぜこんな治療を受けてきたのか」という信じられないようなケースも少なくありません。

どの医療機関でも同じ医療費で同じレベルの治療が受けられる、と思っているなら、それは大きなまちがいです。基本の手術こそ術者の腕が問われ、手術後の見え方を左右します。

目の病気は一刻を争うような緊急のケースは少なく、たいていは時間の余裕があります。あせらずにどこで治療を受けるべきか検討しましょう。いざというときのために、下調べをしておけばさらに安心です。ここでは陥りやすいまちがいを紹介します。

・近いから通いやすい

たとえば白内障の手術で通院する回数はたかだか数回です。近いというだけで、腕の悪い眼科を選び、その後何年、何十年も見えにくい不自由とつきあうべきでしょうか？

・大病院だから安心

大きな病院に必ずしも技術のある医師がいるとは限りません。総合病院や大学病院の場合、内科は有名でも眼科は……ということもあります。経験の少ない医師が担当になることもあります。あらかじめ、手術数や技術力を確認して選びたいものです。

・安いから負担が少ない

目の手術は何度も受けるものではありません。安価の裏側を考えてみましょう。もし手術に失敗したらリカバリーの医療費がかかることも忘れないでください。

・手術をすすめないからやさしい

手術以外の方法では治らない目の病気なのに、「今すぐ手術をせずに様子を見ては？」と言う医師を、患者さんのことを考えてくれるよい医師だと思う人がいますが、「失敗するより、少し先延ばしに」と考えている自信のない眼科医かもしれません。

白内障は水晶体の濁りによる視力低下

目の病気の中で、加齢による発症率が最も高いのが白内障です。原因は水晶体《すいしょうたい》の濁りで、年をとると皮膚がくすんでくるように、水晶体も老化すると濁ってきます。透明なはずのレンズが濁ってしまい、見えにくくなるのです。白内障の症状は人によってさまざまです。文字どおり白くかすんでしまう人のほか、物が二重、三重に見える、暗く感じる、まぶしい、近視が進んだように感じる……と、症状は千差万別です。進行が遅いので、見えにくくなっていることに気づかないことが多いのも特徴です。症状が軽い人も含めると50代で50％、60代で80％、70代で90％、80代でほぼ１００％の人が白内障です。最近は40代にも増えています。症状が進んだら手術を受けようという人もいますが、私は、見えにくいという段階で、早めに手術をするほうがいいと思います。多焦点レンズならほぼすべてが裸眼で見えるようになることと、白内障を放置すると緑内障を誘発しやすいからです。

POINT!

本来透明なはずの水晶体が濁るのは
たんぱく質が変性してしまうため

白内障とはこんな病気

角膜《かくまく》の奥にある水晶体というレンズにあたる部分が濁ってしまうことで起こる病気です。濁り方や濁る場所で症状は大きく違います。

白内障はこんな状態

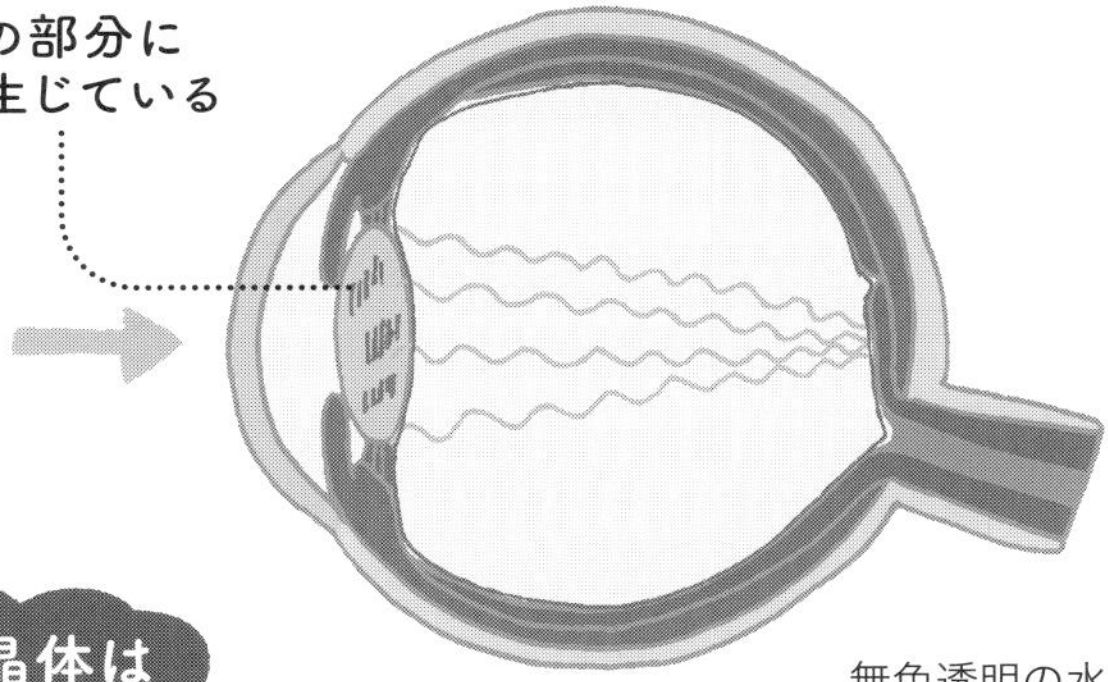
レンズの部分に
濁りが生じている

無色透明の水晶体が加齢や、目を酷使することで酸化して変質し、濁りが生じるのが白内障。

水晶体は

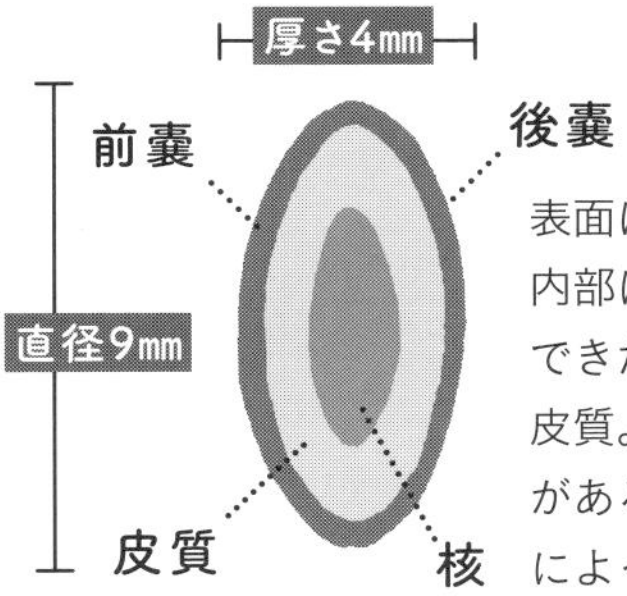
厚さ4㎜
前嚢
後嚢
直径9㎜
皮質
核

表面は嚢《のう》という薄い膜で、内部はたんぱく質と水とでできた無色透明のゲル状の皮質。中心に圧縮された核がある。どの部分が濁るかによって、症状が変わる。

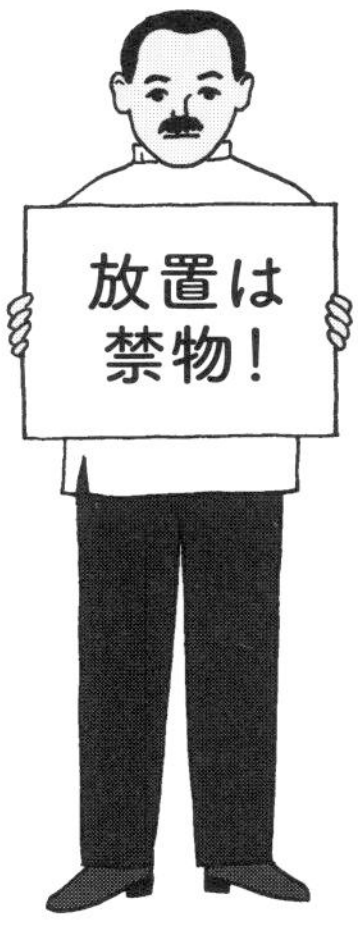
放置は
禁物!

白内障を放置すると、水晶体がふくらんで虹彩《こうさい》が持ち上げられ、眼内の水の流れが悪くなり、眼圧が上がって緑内障が進行します。白内障の手術を早く行うほうがいいのはそのためです

白内障を治せるのは手術治療だけ

現在のところ、白内障の治療は手術以外にありません。薬剤での治療効果はないのです。水晶体は嚢というカプセルの中に細胞とたんぱく質があるのですが、濁った細胞とたんぱく質組織をとり出し、かわりに眼内レンズを入れるのが白内障手術です。濁った組織をとり除くことで透明度をとり戻し、眼内レンズで再び見えるようになります。

眼内レンズの種類や選び方で手術後の見え方に差が出ます。保険適用となる単焦点レンズは文字どおり一つの焦点が見えるので、その他の距離を見るにはメガネが必要です。一方で近年発達した多焦点レンズは、さまざまな距離に焦点が合うだけでなく乱視も矯正し、かつ老眼にも対応します。つまり、ほとんどの場合、術後、裸眼で見えるようになるのです。しかし、一長一短で、夢のような方法でもありません。遠近2焦点や3焦点レンズ、拡張型連続焦点レンズなどから、望む見え方に合ったレンズを選びます（p.117参照）。

POINT!

濁った水晶体は元には戻らない。治療は手術一択だが、選択肢は多い

白内障手術の流れ

最近の白内障手術は点眼麻酔で行え、角膜や水晶体の傷もごく小さく、濁った水晶体を粉砕して吸い出すので負担が少なくてすみます。

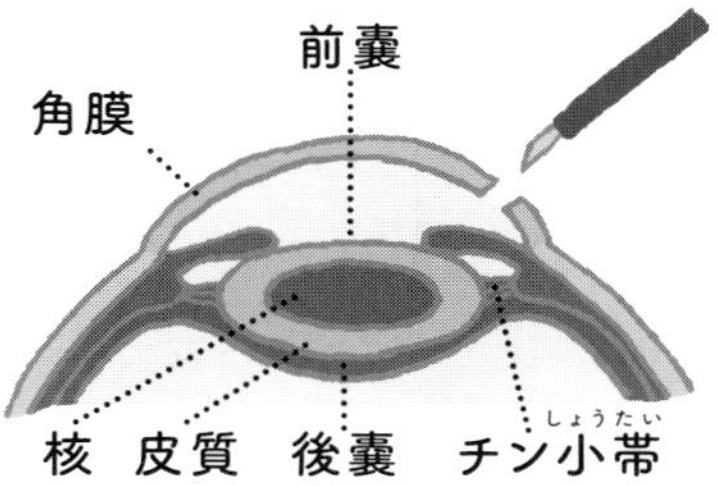
前嚢
角膜
核
皮質
後嚢
チン小帯《しょうたい》

1 点眼剤で局所麻酔をかける。

2 角膜を小さく切開し、水晶体の袋（前嚢）にCCC鑷子《せっし》で窓をつくる。

ここが進化！　**傷が小さくなった**

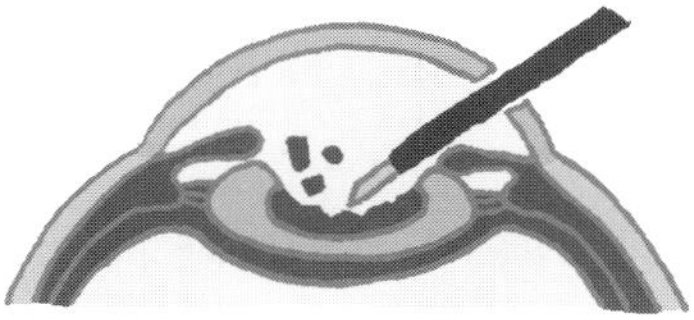

3 嚢につくった窓から内部の核を超音波でこまかく粉砕し、吸引してとり去る。薄い皮質も吸引したのち、後嚢（袋の後ろ側）をみがいてきれいな嚢だけを残す。

ここが進化！　**粉砕して乳化**

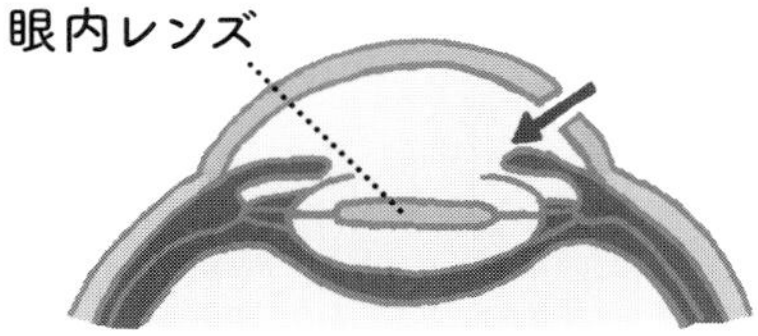
眼内レンズ

4 嚢の中を粘弾性物質という特殊な液で満たし、折りたたんだ眼内レンズを細い管を通して挿入する。固定のためのループが内部で広がり、安定する。

5 手術終了！　自己閉鎖無縫合手術では、傷は眼圧で自然に閉じるので縫う必要はなく、術後に乱視も起きず、視力回復も早い。

眼科医の技術と設備で変わります。上で紹介したのは私の病院で手術を行う場合の流れです。傷の大きさや目への負担は技術、設備などで変わるので、あらかじめ調べて受診を

眼内レンズ

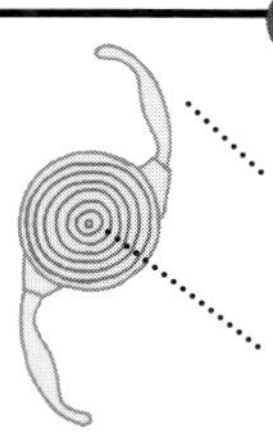
支持部（ループ）
レンズを固定する
光学部（レンズ）
水晶体のかわりをする

白内障手術を受けるまでと受けてから

個人差がありますが、現代のような長寿の時代ではだれもが白内障手術を受ける可能性があります。あらかじめ手術を受けるまでの流れを知っておきたいものです。日ごろから左右それぞれの目での見え方を確認し、見えにくいと感じたら信頼できる眼科にかかります。緑内障や網膜疾患などを合併していることもあるので、目の治療は総合的に行うべきです。

白内障と診断されて、それが視力低下の原因なら手術を検討します。急ぐ必要はないので、いつ受けるか、どこで受けるかをよく考えましょう。手術をする場合、眼科医の技術と経験が重要で、眼内レンズの選択もその後の見え方を左右します。私の場合、点眼麻酔法、無縫合切開、核垂直分割法などで、短時間で手術を行います。眼内レンズには、単焦点レンズとさまざまな多焦点レンズ（p.117）があり、ほぼ裸眼で見える多焦点レンズ移植術がおすすめですが、健康保険で治療をするなら単焦点レンズを選び、術後はメガネで矯正します。

POINT!

病院選びから診断、レンズ選び……
手術日の決定は前後の予定も考えて

白内障手術のスケジュール

**白内障かも……と思ったら、手術のできる眼科を受診します。
ここでは初診から、終了までの標準的流れを紹介します。**

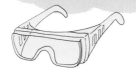

1 信頼できる眼科医を受診

技術力のある眼科外科医選びが重要。本や口コミなどできるだけ多くの情報を集める。宣伝を見抜き、正しい情報を選択することが重要。

2 初診&検査

問診後、視力検査、顕微鏡検査、散《さん》瞳《どう》検査、眼底検査などを受ける。

3 診断

白内障の進行度などの説明を受け、手術適用であれば、手術の説明も受けて手術までの段取りや眼内レンズについて相談する。

4 術前精密検査

手術を受けることになったら精密検査を行い、レンズ選び（p.116）や費用（p.120）の説明を受ける。

5 眼内レンズを選ぶ

コンタクトを使っている人は、角膜のゆがみをとるために1カ月前よりコンタクトの使用を中止し、その後検査を行う。少なくとも3回以上のデータをとり、安定していることを確認する。多焦点レンズでは、誤差をなくすために特に重要。医師のアドバイスと自分の希望とで、最適な眼内レンズを選ぶ。

6 手術日を決める

手術まではコンタクトを装用できないこと、1週間は目に異物や汚れが入らないように気をつける必要があること、旅行やスポーツなどを行えるまで一定の日数が必要なことを配慮し、手術の日を決める。手術3日前から抗菌目薬の点眼が始まる。

7 手術当日

- 朝食を食べるなら軽く
- 眼科に着いたら術前検査
- 点眼薬による麻酔
- 術着に着がえて手術室へ
- 鎮静剤の投与で眠りに
- 術後は安静にし、医療用の保護メガネを着用

手術は5分ほど

帰宅 or 入院

8 手術後の検査

- 翌日または翌々日に術後の検査
- 術後しばらくは点眼薬を使用
- 定期的な検査を受ける

**術後１週間は外出時に
医療用の保護メガネを着用**

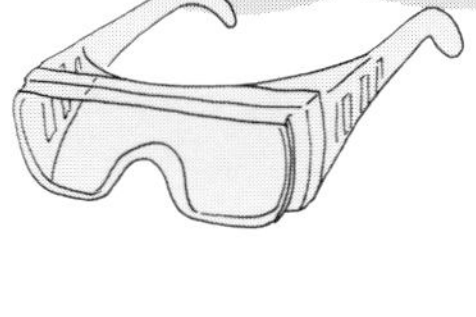

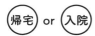

受診日に気をつけたいこと

手術後に元の生活に戻るまでのスケジュールです。冠婚葬祭などの避けられない予定があれば、調整して手術日の設定を。

初診時に持参するもの

- ☑ 健康保険証
- ☑ ふだん使用しているメガネ
- ☑ 現在使用している薬の名称や処方した医療機関名（お薬手帳など）
- ☑ あらかじめ問診票などが入手できれば記入しておく
- ☑ 血糖値などの検査データ（糖尿病の人の場合）
- ☑ 遮光サングラス（散瞳剤使用後のため）

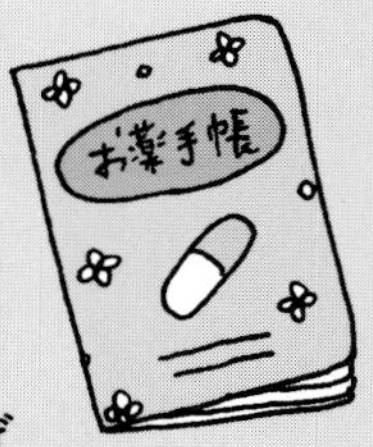

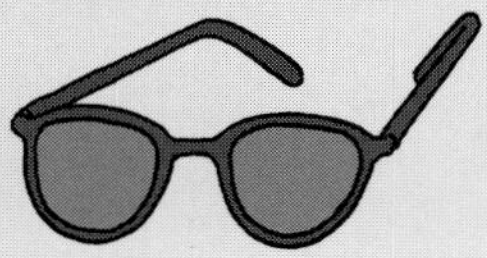

通院時に気をつけたいこと

視力が完全に戻るまで、自動車や自転車を運転しない

散瞳剤で瞳孔を開く検査があります。4時間程度見えづらくなるので、通院に車を運転していかないこと。足元の不安な人は家族や友人に付き添ってもらうといいでしょう。

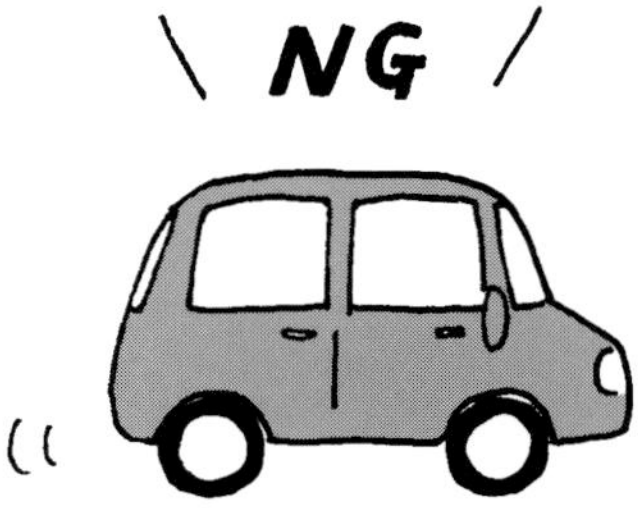

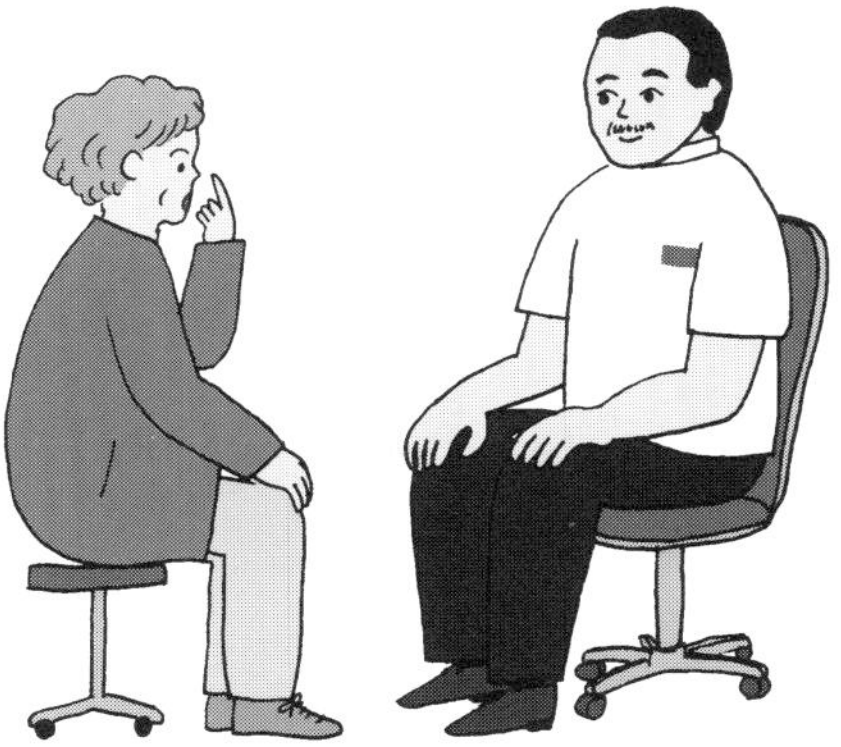

問診時に伝えたいこと

眼科以外で大きな病気、手術をしたことがあるか

いつ、どんな病気で、どんな治療を受けたか。

過去に糖尿病または予備群（境界型）と診断されたことがあるか

現在の血糖値、服用または使用している薬。

メガネを使用しているか

遠用（近視用）、近用（遠視、老眼用）、遠近両用。

コンタクトを使用しているか

ソフトかハードか、最終装用日はいつか。

喫煙をしているか、飲酒習慣の有無

B・C型肝炎、梅毒、HIVなど感染症の有無

現在の症状について

「いつから」「どちらの目に」「どんな症状」の3点が必須。

過去に眼科で治療や手術を受けたことがあるか

「いつ」「どちらの目」「どこで（医療機関名）」「どのような治療・手術」を行ったか具体的に。

過去に目に外傷を負った、目や頭を強く打ったことがあるか

現在、通院している病院があるか（眼科以外も、すべて伝えること）

「何の病気で」「どこの医療機関」にかかっていて「どんな薬（薬剤名）」を処方されているか、現在の薬でどのような副作用が起こりうると聞いているか、を具体的に伝えてください。

手術当日のこと

保護メガネをかけて帰宅または入院

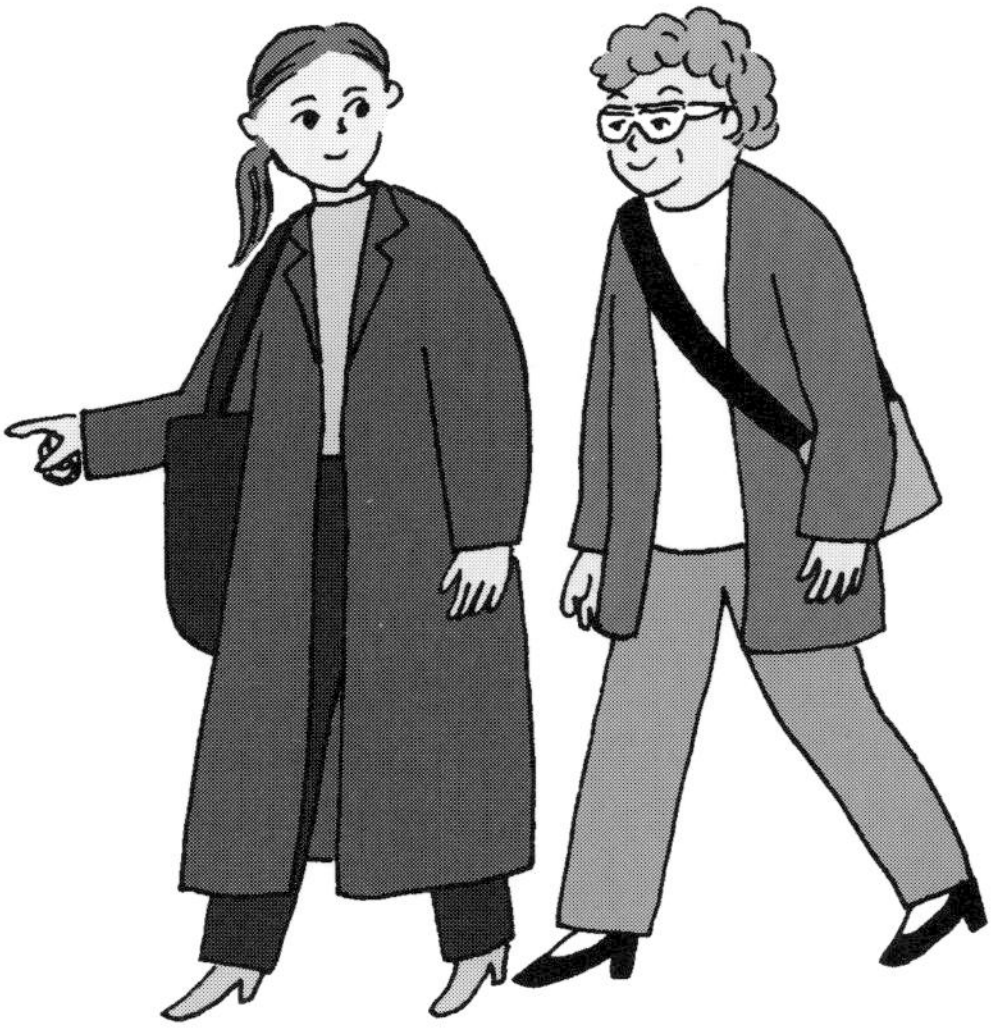

術後すぐに目は見えるけれど、視力が元に戻るには時間がかかる。手術後は保護メガネをかける。帰宅するなら付添人に同行してもらい、公共交通機関は使わない。翌日に術後の検査で通院することが必要なので、自宅が遠い場合は近くのホテルなどに滞在するか、入院することを視野に入れる。術後の入院や帰宅などは病状によってアドバイスがあるので、従うのがいい。

白内障手術の麻酔は点眼の局所麻酔のみだが、鎮静剤を投与しているので術後にふらつく。人にぶつかったりするのは危険なので、長く歩くことや、公共交通機関を使って帰宅するのは厳禁。

帰宅する際の注意

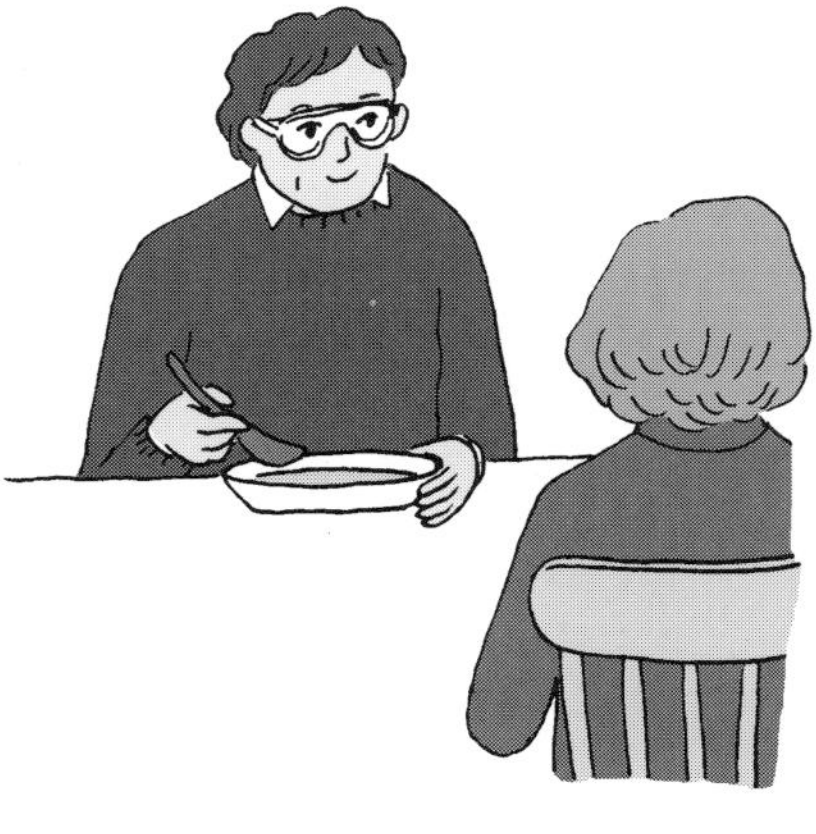

日帰り手術の場合でも、長時間の移動や人混みを歩き回ることは避ける。

食事は通常どおり

術後はふだんと同じ食事をしてかまわない。ただし、飲酒は最低でも1週間は避けること。

ふだんの生活に戻れる主なタイミング

洗顔は

顔を水につけて洗うのは1週間後から。3日目からは、ウエットティッシュなどで、目を避けてふくといい。

シャンプーは

シャンプーは美容室なら3日目以降、自分で洗うのは1週間後からが目安。目に何か入らないように気をつけ、感染症を防ぐのが重要。

入浴は

手術の翌日は首から下のシャワーのみ。入浴は3日目以降は可能ですが、目に湯やせっけんの泡などがかからないように注意を。直後に処方された薬を点眼しましょう。

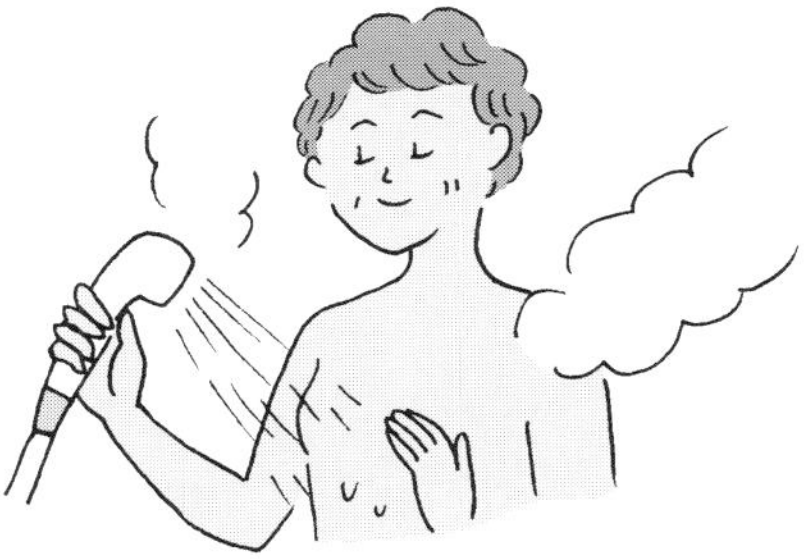

	当日	翌日	3日後	1週間後	1カ月後
洗顔	×	×	×	○	○
シャンプー	×	×	△	○	○
入浴	×	×	△	○	○
化粧（アイメイク以外）	×	×	△	○	○
化粧（アイメイク）	×	×	×	×	○
仕事（事務）	×	×	△	○	○
仕事（力仕事）	×	×	×	△	○
買い物	×	×	△	○	○
散歩	×	×	○	○	○
スポーツ	×	×	×	×	○
水泳	×	×	×	×	○
旅行（近く）	×	×	×	△	○
旅行（遠く）	×	×	×	×	○

生活に合わせて選ぶ眼内レンズの知識

白内障手術で重要なのが、眼内レンズの選び方です。任意の1点だけよく見える単焦点レンズは健康保険が使えます。近視や遠視だけでなく乱視や老眼も治せて、近くも遠くも中間も裸眼で見えるようになる多焦点レンズを使う手術は自費治療です。

しかし、費用だけで判断するのは早計です。単焦点レンズでは、手術後にメガネが必要で、購入費がかかり着脱のめんどうがありますが、多焦点レンズは裸眼で見える範囲が広く、メガネなしでもほぼ見えます。それでも、読書など近くを見ることが重要か、運転などで遠くもしっかり見たいのか、目的に合わせて慎重に選ばないと十分な満足が得られません。

単焦点レンズを選んだ場合も、私が開発した「モノヴィジョン法」なら、かなり広い範囲が裸眼で見えます。一方の目は近くに、もう一方の目は遠くに焦点が合うレンズを選ぶことで、焦点の合っているほうの情報を脳が選択し、近くも遠くもかなり見えることになります。

POINT!

レンズの選び方はそれぞれの判断。価格と見え方を理解して選ぶ

眼内レンズの種類と特徴

眼内レンズの種類と見え方、選び方を紹介します。思ったような視力を得るための大切な知識です。よく検討しましょう。

単焦点レンズ

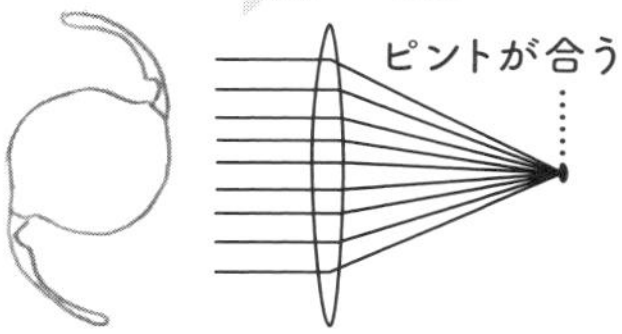

ピントが合う距離が1つだけのレンズ。最も重視する距離に合わせて度数を選ぶ。

多焦点レンズ

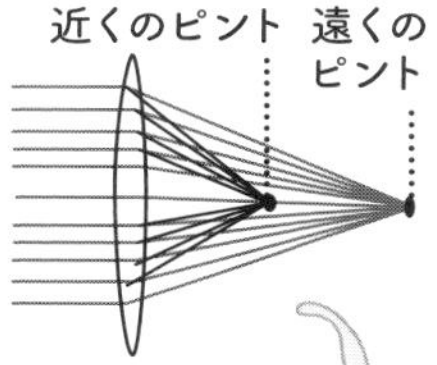

ピントが数カ所に合うレンズ。2焦点、3焦点、拡張型焦点などがある。乱視が矯正できるもの、ブルーライトをカットできるものも。夜間の光がにじむハロー現象や散乱光で見えにくいグレア現象があらわれることもあるが、時間とともに減少する。近視や遠視だけでなく、老眼と乱視も治せる。

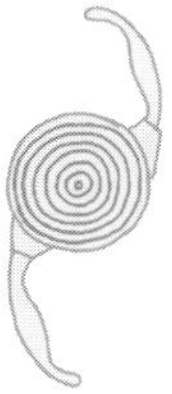

多焦点レンズの種類と特徴

手元も見たいが、パソコン画面や遠くも見たい！

→拡張型焦点レンズ

距離と関係なく自然な見え方になる。近くから中間か、中間から遠方かの選択になる。左右でやや度数を変えるマイクロモノヴィジョン法で全範囲をカバーできる。ブルーライトもカットできる。最も人気が高い。

→遠中近3焦点レンズ

読書、パソコン、車の運転といった目的の近方視2カ所と遠方視1カ所の3焦点のレンズです。 読書時と車の運転時にはよく見える。問題は10年後ごろまでにレンズに水の分子が入り込み、グリスニングという混濁が起こり、視力低下が起きる可能性があること。混濁が起こればレンズを切断して小さくしてとり出す。

乱視があるが裸眼で、近くも中間も、遠くも見たい！

→乱視矯正多焦点レンズ

多焦点レンズを選ぶと、基本的には近くも遠くも見えるが、乱視がある人は乱視の矯正が快適な見え方の重要なポイント。乱視矯正もできる多焦点レンズを選ぶと、原則メガネなしでよく見える快適な生活が手に入る。

文字を読むのが好き！外出時に遠くもはっきり見たい

→遠近2焦点レンズ

光を遠近両方に分けるので、近くと遠くの見え方が非常によい。長い実績がある。こまかい文字も、遠くのものもくっきり見えるが、中間距離は見えにくい。

手術後はセルフチェックとケアが大切

白内障手術を受けて、症状が安定するまでには、個人差があります。視力が徐々に安定し、レンズの屈折に脳が慣れるための時間です。若いと比較的すぐによく見えるのですが、年齢とともに時間がかかります。安全性は高い手術ですが、術後、思っていた見え方とは違うということもあります。感じ方には個人差があると知っておきましょう。

術後は以前の生活へ戻るまでのスケジュールを守りましょう。直後は過激な仕事や運動を控えて回復を待ちます。目をこすらない、目の中に汗や水などが入らないようにする、不潔な環境に近づかないなど、感染防止も必要です。点眼剤は指示どおりに約半年続けます。しっかりケアしないと、合併症が起こることもあります。激しい運動でレンズの脱臼《だっきゅう》、位置のずれ、回転が起きたり、炎症を起こして眼圧が上がることもあります。術前にはわからなかった硝子体《しょうしたい》の濁りや網膜剥離《もうまくはくり》などがあらわれることもあります。手術後の観察は重要です。

POINT!

安全な手術でも、術後の観察は重要。見え方のことを知っておきたい

白内障手術後の見え方のこと

手術後の結果に過大な期待があると、見え方に不安を感じることもありますが、よくある変化や気をつけたいことを紹介します。

気をつけたいこと

術後感染は要注意!

手術は小さな切開であっても完全に閉じるまではそこから細菌などが入る可能性がある。手術後に目の中に何も入らないように注意する。水道水や汗も異物。不潔な環境に近づかないで、指示された点眼薬をしっかりと点眼する。

後発白内障とは

手術で眼内レンズを入れた袋（嚢）は生きた細胞膜なので、時間とともに線維化することがある。これが後発白内障。線維化が強くて視力が落ちた場合、数年後に後嚢膜をYAGレーザーで切開することがある。

よくある見え方の変化

ゴミのようなものが見える

水晶体が濁っているときには気づかなかった硝子体の濁りによる飛蚊症《ひぶんしょう》。網膜裂孔《もうまくれっこう》、網膜剥離、硝子体出血、ブドウ膜炎といった病気によることもあるので、受診することが大事。

まぶしく感じる

白内障だった人はこれまでは水晶体が黄褐色に濁り、とり込む光の量も少なく、特に青色が吸収されていた。手術で透明な眼内レンズを移植すると通過する光の量が増え、青い光も通過する。このために手術後しばらくは、まぶしいとか、青白く見えると感じる人が多い。

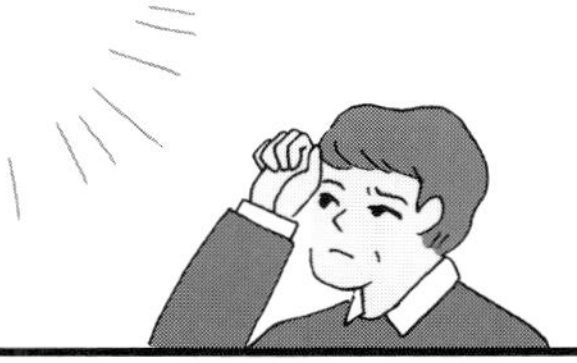

無縫合手術なら1カ月後にはメガネを

メガネは視力が安定してから調整するが、最短2週間後にはメガネが作れる。単焦点レンズを使った人や、多焦点でも矯正が必要な場合には、視力が安定したらメガネを作る。私が開発した無縫合手術では安定するのが早いので、術後1カ月後に。多焦点レンズでは乱視も治すので裸眼視力がよい。ただし、必要であれば、半年後くらいに近視や乱視のレーシック手術をすることもある。

白内障手術の費用はこのくらい

白内障手術では、眼内レンズの種類で医療費が異なります。単焦点レンズ移植術には健康保険が適用され、自己負担は1～3割です（左ページ参照）。

多焦点レンズ移植術の費用は、レンズの種類や医療機関によって異なります。２０２０年3月までは先進医療に定められていたので、医療保険の先進医療特約に入っていた人はほぼ全額還付されました。しかし、現在は先進医療からはずれたため多焦点レンズ移植術は全額負担の自由診療と、一部負担の選定療養に分かれます。

白内障手術は術者の腕とレンズ選びが結果に反映します。経験数や術後の結果を調べて、費用対効果を判断しましょう。

年間医療費が10万円を超えた場合、確定申告をすれば医療費控除による還付が受けられます。術後の視力調整用メガネも控除対象です。

POINT!

単焦点レンズは健康保険が使える。多焦点レンズは自由診療か選定療養

白内障手術の費用の目安

手術にかかる費用も気になるもの。単焦点レンズ手術と、多焦点レンズ手術の費用の目安を紹介します。

単焦点レンズ

公的医療保険（健康保険など）が適応される。年齢や所得によって1〜3割負担。高額療養費限度額を超えた分は、還付される。

※高額療養費限度額は収入によって異なる。保険組合などに確認を。

【 片目の手術にかかる費用 】

3割負担の場合　およそ**4.5**万円 ＋ 検査費、薬代など
2割負担の場合　およそ**3**万円 ＋ 検査費、薬代など
1割負担の場合　およそ**1.5**万円 ＋ 検査費、薬代など

（2020年10月現在）

【 両目の治療にかかる費用 】

＋

メガネの購入費（裸眼でピントが合わせられない距離用）

※両目を同じ月に手術した場合、合算額を基準に高額療養費制度を活用できる。医療機関によって両目同時に手術を行うところもある。

多焦点レンズ

多焦点レンズ移植術は、先進医療でなくなった現在では、自費手術と、一部を負担する選定療養がある。単純な費用よりも手術後の視力などの成績を考慮して判断しよう。受診する前にホームページなどで確認をするとよい。深作眼科では自費手術の道を選んでいる。世界最初の多焦点レンズ開発から30年間の手術を経験してきたが、患者さんの8割が多焦点レンズを選び、術後の裸眼視力はほぼ1.0以上出ている。深作眼科の場合は、多焦点レンズの手術費用は、片目70万円より。

（2020年10月現在）

緑内障は眼圧などによる視神経障害

緑内障は視神経が圧迫されて視覚情報が脳にうまく伝わらなくなる病気で、視界が欠けたり、狭くなったりします。原因は眼圧（目の中の圧力）が高くなることと血流が悪くなること。水晶体や角膜には血管がないため、房水《ぼうすい》という液体が栄養や酸素を運んでいますが、この房水の量が多くなると眼球がかたくなり、視神経を圧迫します。眼圧に基準値はありますが、正常値で緑内障の人も多く、視力や視野の検査に加え、断層撮影ＯＣＴなどで診断します。視神経周辺の血流障害や圧迫が原因の場合もあり、強度近視や眼軸の短い遠視の人は発症率が高く、糖尿病、白内障も原因になります。遺伝的素因もあります。

眼内の水の流れ道が閉じる閉塞隅角緑内障《へいそくぐうかくりょくないしょう》は、高眼圧で痛みと急激な視力低下を伴いますが、多くの緑内障は非常にゆっくり進行するので、末期になるまで気づかないことも多いのが恐ろしい点です。定期的に片目ずつ見え方チェックを行うことが大切です。

POINT!

緑内障の原因は目の中の圧力の上昇と血流の減少。眼圧が正常でも緑内障のことも

緑内障は目の中の水分量の異常

眼球内に栄養などを届ける水分が排出しきれないと、眼圧が上がります。すると視神経を圧迫したり、血流が悪くなり、神経障害が起こります。

緑内障はこんな状態

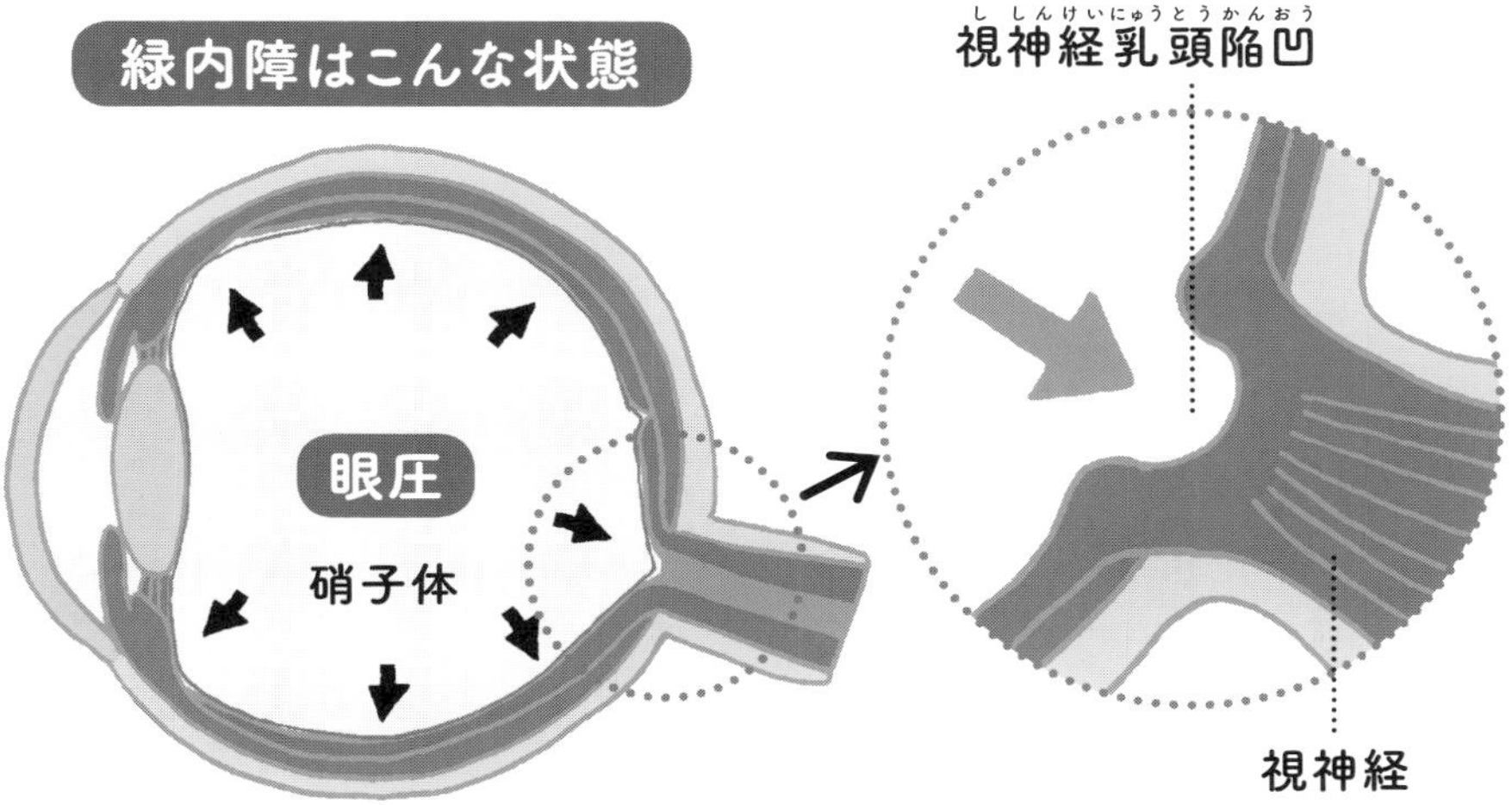

眼内の水分が増えると眼球がパンパンのボールのようにかたくなり、視神経を圧迫して障害を起こす。網膜や視神経への血流が悪くなるのも障害の原因。強度の近視も目が伸びるために眼圧が高くなり、強膜の穴を通る視神経が物理的に圧迫されて緑内障の原因に。

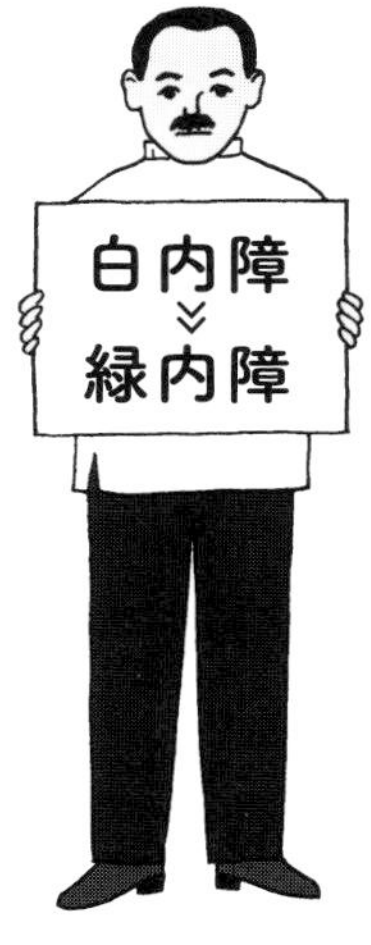

白内障が進行すると水晶体がふくらんで虹彩を持ち上げます。房水の流れ道である隅角が狭くなり、流れが悪くなることで眼圧が上昇し、緑内障を併発することが多く、これがもとで失明する人が少なくないのは残念なことです。緑内障の治療には白内障手術が重要

緑内障は手術で治せる病気です

緑内障は眼圧を下げることが主な治療です。薬物治療と手術がありますが、薬剤ではわずかな改善しか望めません。一度障害を受けた視神経は再生しないので、できるだけ早く適切な手術を受け、視神経を守ることが重要です。

白内障があれば、まず白内障の手術を行い、その後、緑内障手術を行います。手術法は房水が排出されるシュレム管への道を広げるトラベクロトミー手術、手前の線《せん》維《い》柱《ちゅう》帯《たい》を切開したり切除したりするトラベクレクトミーと、細胞分裂増殖阻害剤（ＭＭＣ）を併用する手術などがあります。内視鏡下で毛様体のレーザー凝固で房水を減らす手術、金属製の通路を埋め込む手術などもあります。

緑内障の手術療法が知られていないのは、緑内障手術を完璧に行える医師が少ないためです。さらに近年は、視神経への血流を増す治療も開始し、効果が出ています。

POINT!

緑内障の症状があらわれたら、早めの手術で視神経を守る

緑内障は外科的な治療が効果的

緑内障が見つかったら、できるだけ早く眼圧を下げることが重要。すぐに点眼療法を始め、手遅れになる前に手術を受けましょう。

眼圧を下げる手術

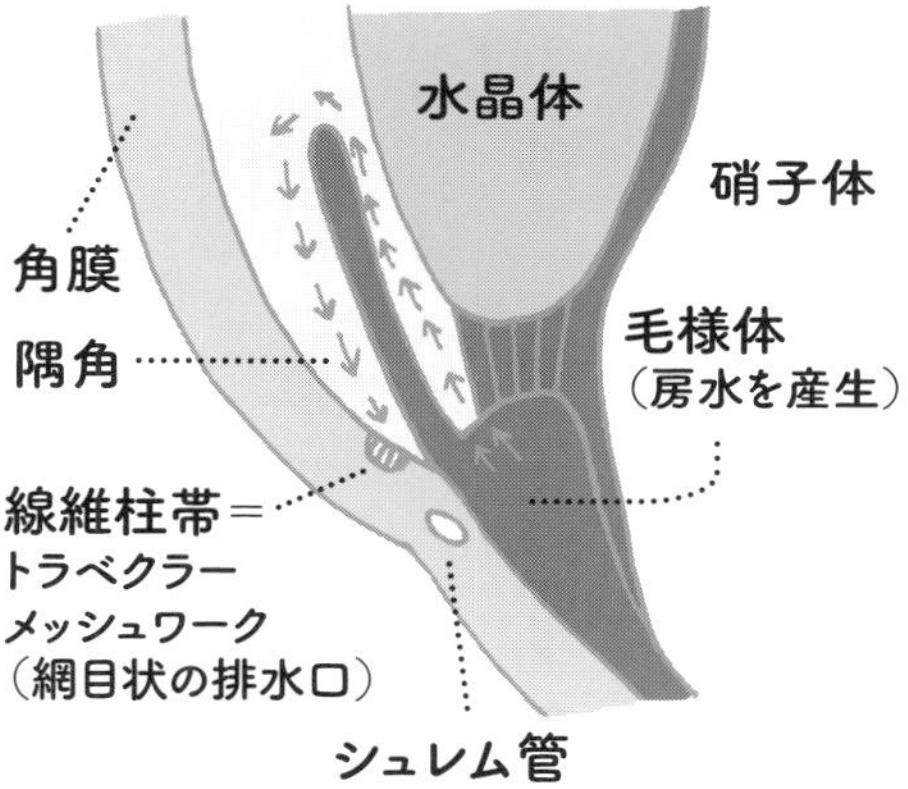
水晶体
硝子体
角膜
隅角
毛様体
（房水を産生）
線維柱帯＝
トラベクラー
メッシュワーク
（網目状の排水口）
シュレム管

線維柱帯切除術（濾過手術）

隅角《ぐうかく》にある水の出口の網状の組織である線維柱帯が、色素などが目詰まりして水の流れが悪くなり、眼圧が上がる。詰まった場所を切りとって水を別の道から結膜下に流すのが濾過《ろか》手術。

シュレム管の手術（流出路改善手術）

線維柱帯を通過した水はシュレム管に入る。管が狭いと抵抗が強いので、切開やインプラントなどで広げて水を流れやすくする手術。

毛様体の手術

房水を産生する毛様体《もうようたい》を内視鏡下で観察して、レーザー光で凝固させ、房水の産生量を減らすことで眼圧を下げる手術。

column

水の一気飲みで急性緑内障発作が

実は水を一気に飲むと、急激に眼圧が上がることがわかっています。私も実際に1ℓ近い水を飲んだとたんに、頭がフラフラし、明らかに眼圧が上がっているのを自覚したことがあります。

昔は水を5分間で1ℓ飲んで、その後の眼圧を調べる「緑内障誘発検査」が行われていましたが、緑内障の場合、眼圧が急に上がって視神経障害がさらに進む危険な検査なので、今は行われません。小柄な人では500mℓの水でも、ビールジョッキの一気飲みでも眼圧は上がります。

1日に2ℓ以上の水を飲む健康法などがありますが、少しずつ、何回にも分けて飲むことが大切です。

網膜剥離は視力障害や失明に直結

外から入ってきた光が屈折して像を結ぶのが網膜で、ここに障害が起こると、正確な視覚情報を得られず、よく見えなくなり、最悪の場合は失明します。代表的なのが網膜剥離で、子どもや若い世代では、目に物が当たったなどの物理的な原因で起こりがちです。次に多い50代では、老化で硝子体線維が縮こまり、目を激しく動かした拍子に枝を張っている線維が網膜を引っぱって破き、この裂孔から網膜下に水が入って網膜が剥離します。こうなったらできるだけ早い治療が必要です。

先進国では網膜硝子体手術があたりまえですが、日本ではバックリング手術という結膜を大きく切開する古い手術が行われています。網膜剥離で一刻を争うと言われて確認せずに手術を受けてしまい、術後の視力が思わしくない人が多いのは残念です。網膜剥離と言われても落ち着いて術式を確認し、技術のある眼科外科医の手術を受けることが大切な選択です。

POINT!

網膜剥離は時間勝負の恐ろしい病気。
手術の技術でとり戻せる視力に差が

網膜剥離は硝子体手術が近代的

網膜が眼底からはがれると網膜への栄養補給が断たれ、フィルム機能が失われ失明します。できるだけ早く最新の硝子体手術をするのが大切。

網膜剥離はこんな状態

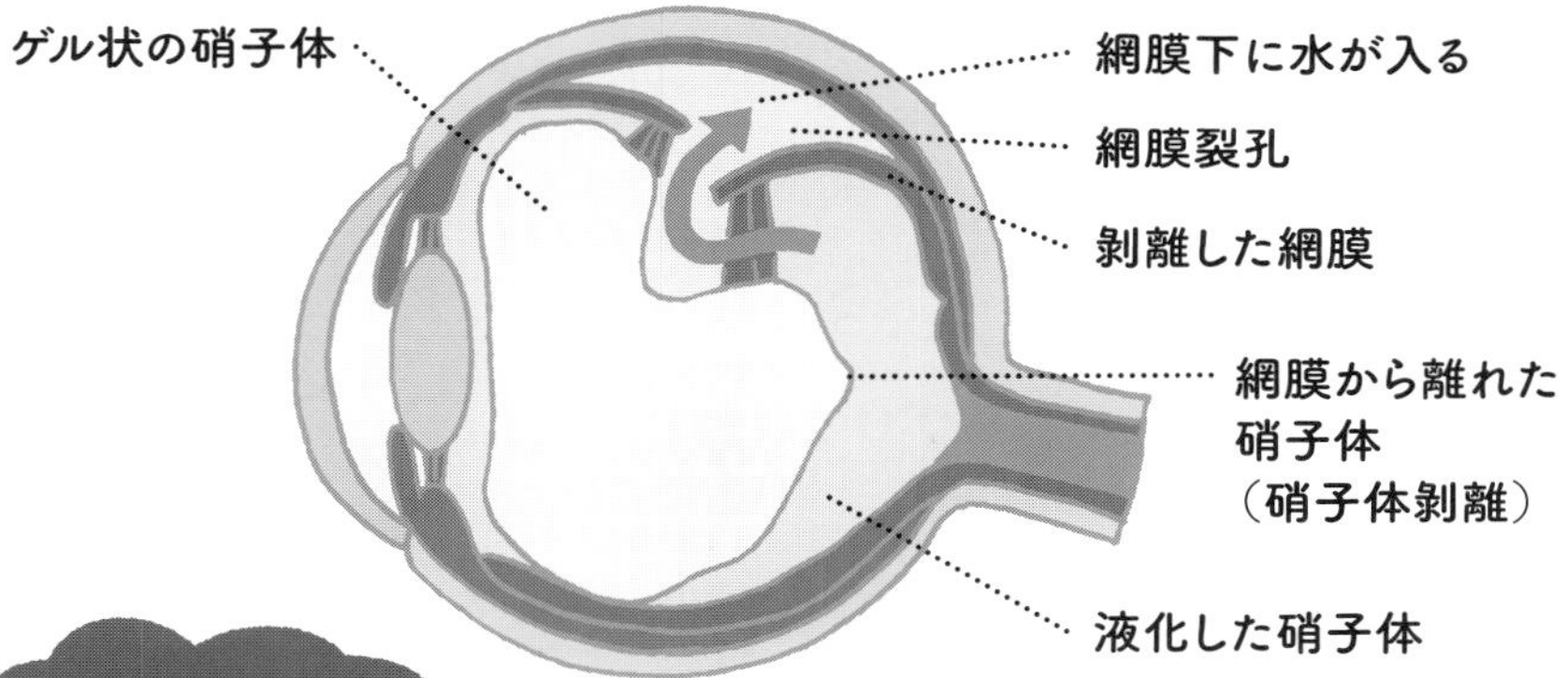
ゲル状の硝子体
網膜下に水が入る
網膜裂孔
剥離した網膜
網膜から離れた硝子体（硝子体剥離）
液化した硝子体

網膜硝子体手術

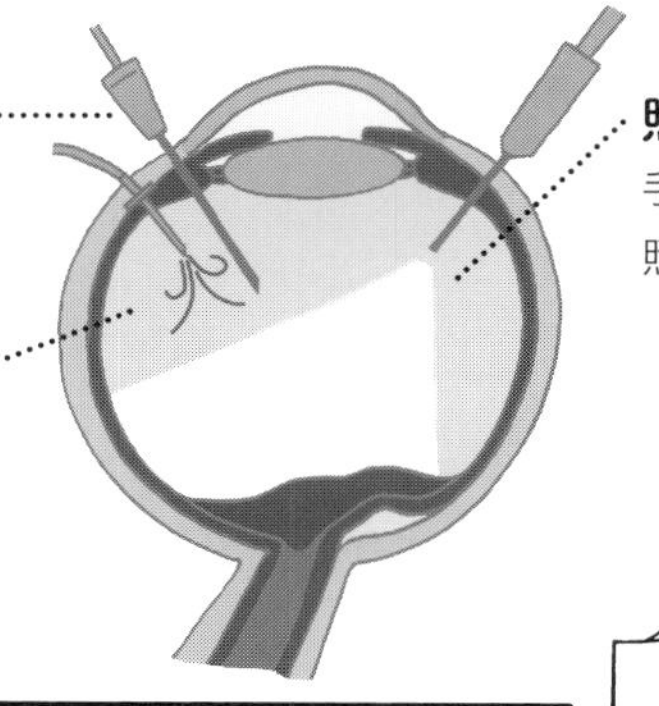
硝子体カッター
網膜と癒着して引っぱっている硝子体を切除し、網膜を元の位置に戻し、網膜の下の水を吸い出す
灌流液《かんりゅうえき》
眼球の形を保つために硝子体に注入する液体
照明
手術のために眼内を照らす

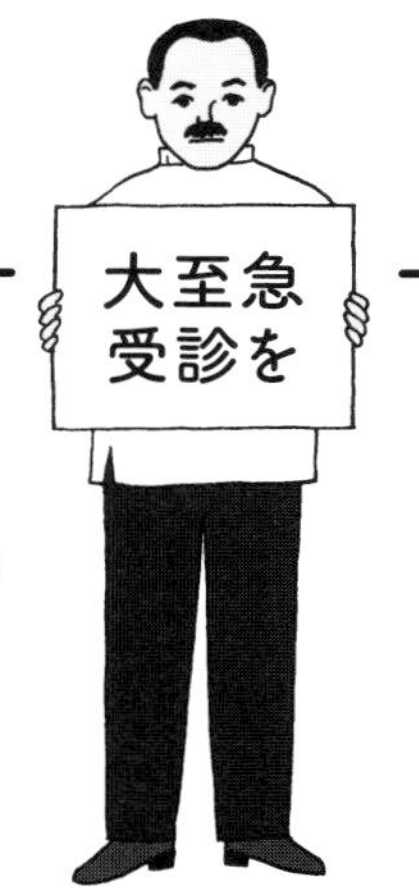
大至急
受診を

網膜剥離は時間が勝負。
ふだんから、網膜剥離の症状や、
手術法に関する基礎知識を持ちましょう。
両眼で見ると片眼の網膜剥離に
気づかないこともあります。
片眼ずつチェックする習慣が大切

糖尿病性網膜症は失明の危険性が高い

糖尿病の合併症の一つである糖尿病性網膜症《とうにょうびょうせいもうまくしょう》は、失明の危険性が高い恐ろしい病気です。血糖値が高いと終末糖化産物（ＡＧＥ）が増え、さらに血糖値の上下動で血管壁が傷つき、細い血管が詰まったりもろくなったりします。糖尿病性腎症、糖尿病性神経症も同じ理由で起こります。

血管が詰まると血流を確保しようともろい新生血管が作られ、出血すると炎症反応が起こって増殖膜が作られ、硝子体と癒着して網膜を引っぱり、網膜剥離が起こることもあります。糖尿病は自覚症状が少ないため、放置しがちですが、合併症が起こるととり返しがつきません。患者さんに「糖尿病がありますね？」と尋ねても「糖尿病ではありません」ということも少なくありません。眼科医は血管を目で見ることができるので、内科より先に糖尿病を見つけることも多いのです。

POINT!

本来あるべきではない新生血管や増殖膜が目の機能を奪う

網膜の毛細血管トラブル

網膜にはこまかい血管が張りめぐらされ、酸素や栄養が供給されています。この血管が詰まると、酸欠になり、さまざまな異常が起きます。

糖尿病で血管にトラブルが起こると

新生血管

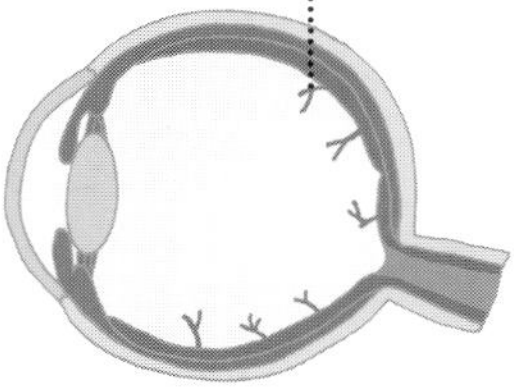

血管が詰まって血流がなくなると、その部分に血流を再開しようとして新しい血管が伸びる。新生血管は破れやすく、硝子体や隅角といった本来血管がないところにまで伸びて、血管新生緑内障などの問題を起こす。

増殖膜

炎症によって網膜上や網膜と硝子体の間に膜ができる。

網膜剥離

新生血管が網膜と硝子体を癒着させ、硝子体の収縮をきっかけに網膜を引き裂く。裂けたところから水が入り込み、網膜剥離となる。

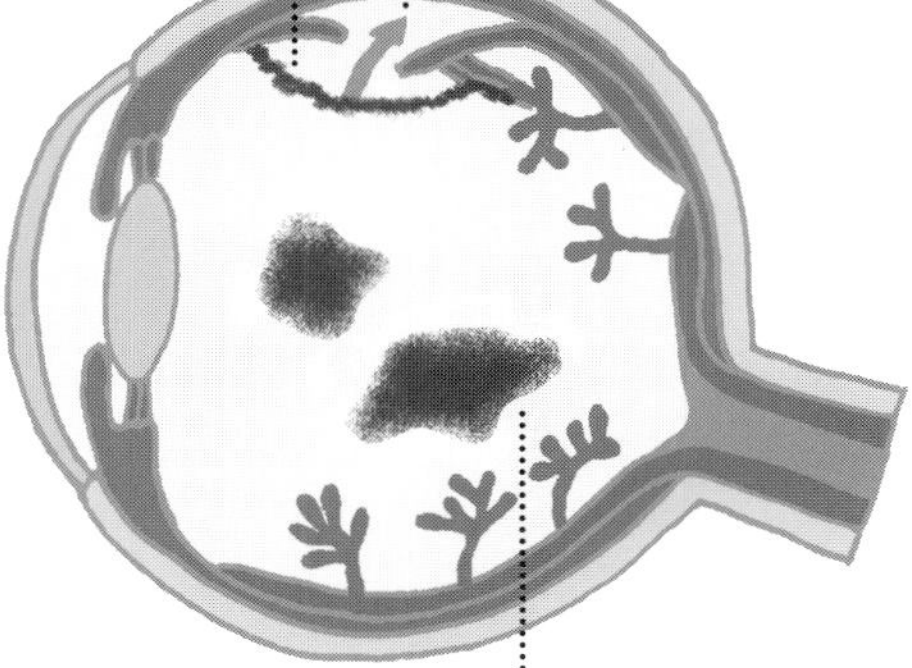

硝子体出血

新生血管が硝子体内にまで伸び、出血する。

新生血管とは

column

　本来の血管が機能しないときに、体の防御反応として作られるバイパスのような血管ですが、不完全で破れやすく、出血しやすい。

　糖尿病性の網膜に起こる以外にも下記のようなものがあります。

●脈絡膜新生血管=病的近視や黄斑変性症などで起きる新生血管。

●角膜新生血管=コンタクトレンズなどによって角膜が酸素不足になると、本来血管のない角膜内に周辺から血管が侵入する。

血管《けっかん》透《とう》過《か》性《せい》亢進《こうしん》

血管壁から血液の成分が漏れ出し、視力調整のかなめである黄斑部にたまり、黄斑浮腫を起こし、視力低下やゆがみが出る。

糖尿病性網膜症の予防と治療について

糖尿病性網膜症は、発症してから治療をするのがとてもむずかしい病気です。予防には血糖値の管理が大切です。66ページで紹介した糖質制限や、食物繊維をしっかりとる食生活に切りかえ、高血糖状態が続いたり、血糖値が激しく上下動するのを避けます。私は糖尿病性網膜症の予防には、糖質制限を優先すべきだと考えています。

それでも糖尿病性網膜症を発症してしまった場合、症状に合わせて治療を選択します。網《もう》膜《まく》黄《おう》斑《はん》浮《ふ》腫《しゅ》には、血管内皮細胞の増殖によってもろい新生血管が増えるのを抑える抗VEGF抗体の硝子体注射が有効です。局所的な浮腫や、毛細血管からの漏出にはレーザー光凝固などで網膜出血や浮腫を止めることもあります。症状が進行し、増殖膜がひどく張っているとか、網膜剥離を起こしている場合には、手術（p.127参照）を行います。よい眼科外科医を見つけることが結果を左右します。

POINT!

症状の起きているところを治療する。
根本は血糖値の改善が必須

糖尿病性網膜症は内科と眼科が連携

糖尿病性網膜症でまず必要なのは糖質制限などで血糖値を安定させること。そのうえで、眼科の治療を受けることが重要です。

まずは糖尿病治療を

血糖値の上がらない食事を

危険なのは血糖値の急な上下動による血管の負担。眼底出血を起こさないためにも、糖質制限食（p.66参照）を!

信頼できる糖尿病専門医にかかる

糖尿病は血管病でもあるので、血糖値を下げることだけでなく、血管内皮を守るために血糖値の上下動を少なくすることが大切です。そのことをわかっている糖質制限食を理解する糖尿病専門医にかかることが大切。

眼科での治療は……

網膜剝離を起こしていたら

増殖性糖尿病性網膜症による網膜剝離は、増殖膜処理など通常の硝子体手術よりむずかしいので、腕のいい眼科外科医を見つけ、早めに手術治療を受ける。

網膜浮腫などは抗VEGF薬

糖尿病で微小な血管が詰まり始めると、血流がとだえた部分に血管内皮増殖因子（VEGF）が働きかけて新生血管を作る。これを抑えるのが抗VEGF抗体の硝子体への注射。

レーザー光凝固

血管から漏れている血液などの漏出点や血流がなくなって新生血管ができそうな部分にレーザー光を当て、出血を止めたり血管新生を抑える。強すぎるとあとで破れるので、弱いパワーで規則正しく照射する必要がある。黄斑部を照射してはいけない。視力が出なくなる。

ステロイド注射

網膜の炎症を抑えるためにステロイド注射による対症療法を行うこともあるが、血管自体がダメージを受けているので、あまり効果は期待できず、抗VEGF抗体注射のほうがよい。

column

糖尿病性網膜症と診断されたら

　糖尿病性網膜症は、ほかの網膜の病気よりもやっかい。発症後時間がたっており、毛細血管は全体に劣化しているので、局所治療をしても、次々と症状が出てしまう。糖質制限などの目に負担がかからない血糖値のコントロール法を理解している内科で治療を行い、血管を直接見ることができる眼科外科医が経過を観察する必要がある。

　なにより大切なのは、本人が危機感を感じて真剣に糖質制限や手術治療に臨むこと。甘く見てはいけない。

黄斑変性症は視力低下の大きな原因

網膜の中でも最も視力と関係が深い黄斑部に障害が起こり、物がゆがんで見えたり、視力が低下したりするのが黄斑の病気です。欧米では何十年も前から加齢による失明原因の首位とされてきましたが、日本では診断基準が定まらず、遅れをとっています。

老化によって、黄斑組織にドルーゼンという老廃物が蓄積したり、網膜の細胞が萎縮したりするのが初期段階。進行して血流障害などが進み、網膜下に新生血管ができて破れたり、血液成分が漏れ出す滲出《しんしゅつ》型へと進みます。初期ならサプリメントの服用や、ブルーライトのカットで進行を抑えられるが、滲出型に至ると、早い治療が必要です。第一選択肢は血管内皮増殖因子（VEGF）を抑える抗VEGF抗体の硝子体内への注入です。黄斑上膜《おうはんじょうまく》や網膜の剥離が起これば手術（p.127参照）が必要。黄斑部の病気には、黄斑円孔《おうはんえんこう》、黄斑浮腫、黄斑上膜などがあるが、手術治療は同様の方法で行うものもあります。

POINT!

視力に密接にかかわる黄斑部に起こる
老化や酸化ストレスによる病気

黄斑変性症が起きると……

物を見る機能の中心となるのが黄斑部。炎症によって黄斑上膜が張ると、光が正常に像を結べず、ゆがんだり、かすんだりします。

黄斑部とは

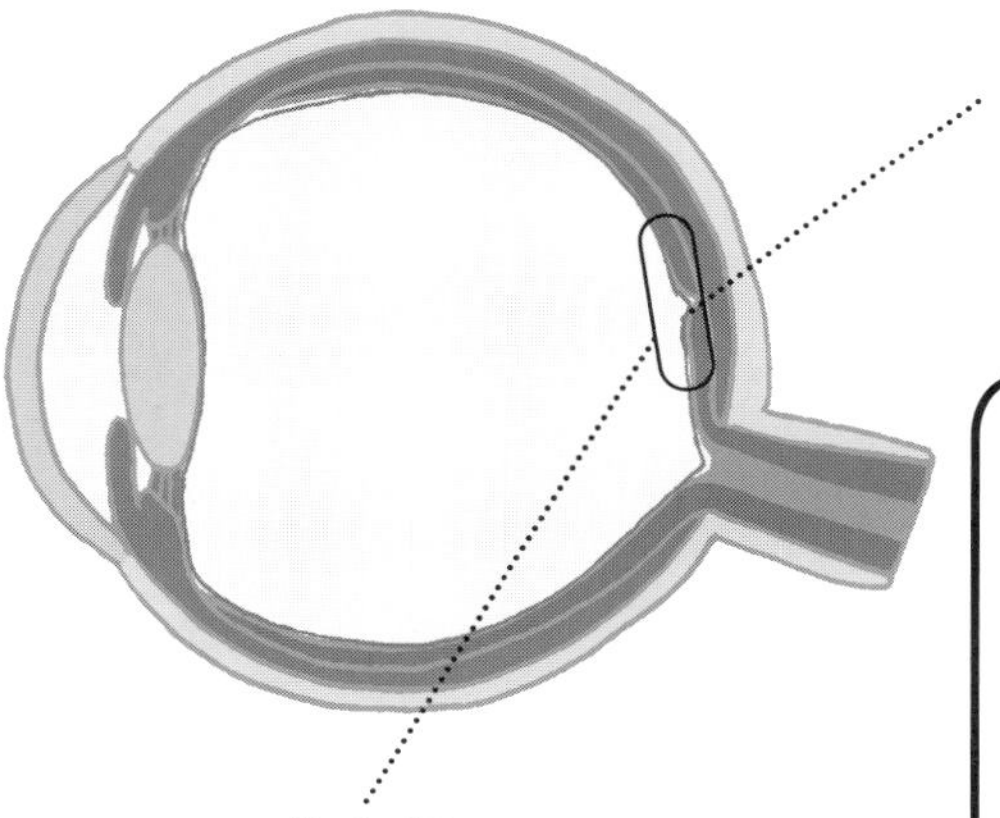

中心窩《ちゅうしんか》
黄斑部の中心で、見え方に最も重要な場所。

黄斑部
網膜の中でも、像を結ぶ中心部で視力と密接にかかわる。

抗VEGF抗体の硝子体注射

新生血管の増殖を止める抗VEGF抗体という薬を硝子体、網膜などに注射する方法。局所療法なので、症状を緩和したり、進行を止める効果を期待。

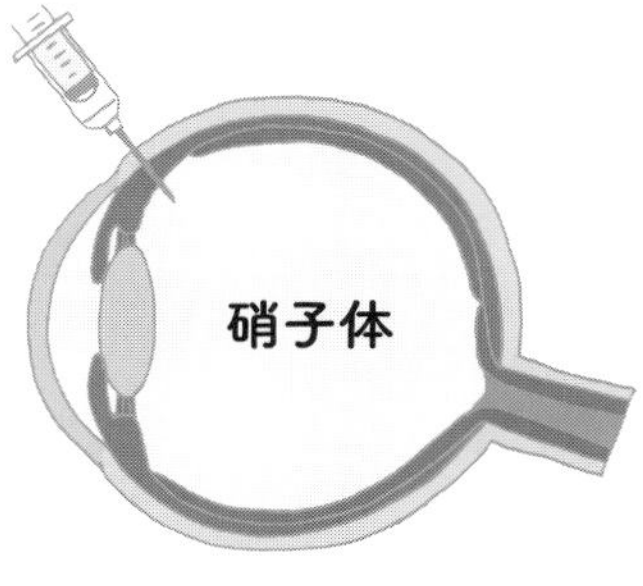

ステロイド注射

状況によっては、炎症を抑えるために強膜の外側にステロイド注射を行うことも。

黄斑変性症セルフチェック

- ☑ **視野に欠けはないか？**
- ☑ **視野に暗いところはないか？**
- ☑ **変形して見えたりしないか？**

19ページのアムスラーチャートによるチェックが有効です。必ず片目ずつ行いましょう。年齢が進んだら、ふだんから上の３つをチェックする習慣を。

近視を治すレーシックとＩＣＬの知識

1992年にドイツで世界初の近視治療手術であるレーシックが開発され、私も開発に携わり、1994年から日本で最初にレーシック手術を始めました。夢のような近視矯正術だと話題の中、合併症や悪い結果についてもしっかり話し、理解してもらったうえで施術をしていました。当時は技術のある眼科外科医だけが手術を行い、よい評判だけでした。

しかしその後、美容外科などの眼科以外の施設でも手術が行われるようになり、同時に価格競争が始まって、失敗や想定外の結果が問題になり始めました。私は現在、限られた軽度の近視矯正にのみレーシック手術を行い、強い近視にはＩＣＬ（有水晶体眼内レンズ移植術）を行っています。のちに白内障手術を行う際に、正確な眼内レンズ度数を出すためにはできるだけ角膜のゆがみを生むレーシックを行いたくないからです

近視手術は技術力などを十分に検討し、必ず技術力のある専門医にかかることが大切です。

POINT!

普及したからと、安易に受けない！
経験のある眼科医による最新手術を

手術で治すならレーシックかICL

メガネやコンタクトを利用せずに近視を矯正するなら、角膜を切開してふたを作り、角膜床を削ってフラップを戻すレーシックか、水晶体と虹彩の間に眼内レンズを入れるICL手術が増えています。

レーシック（iLasik）手術

最新のレーシック手術。目の形を正確に解析できる検査機器で計測し、低侵襲のレーザーで角膜表面にフラップ（ふた）を作り、エキシマレーザーで角膜の屈折率を変える。フラップを戻すと自然に吸着し、回復も早い。まぶしさやにじみも少なくなる。角膜を削るので、強度近視には適さない。

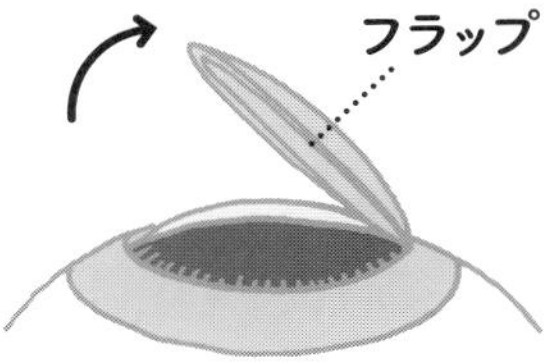
フラップ

1

手術前に点眼薬で麻酔をかける。レーザーで角膜表面を切開してフラップ（ふた）を作る。

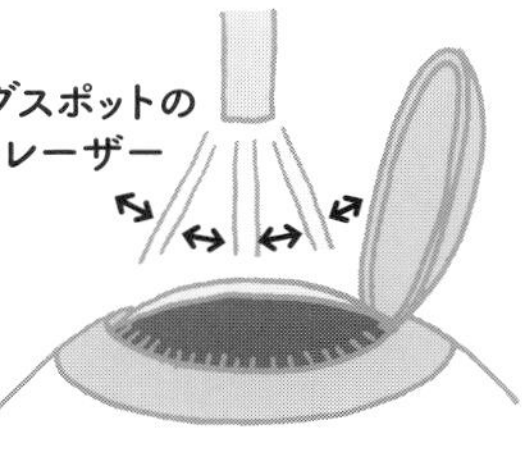
フライングスポットの
エキシマレーザー

2

角膜実質にエキシマレーザーを照射して、屈折率を正確に矯正。フラップを戻すと自然に吸着する。

ICL（眼内コンタクトレンズ）手術

水晶体を残したまま、虹彩と水晶体の間に眼内レンズを挿入する矯正手術。度数が変わったらやり直しができ、角膜を削らないので、のちに白内障手術を受けるときにも度数に影響しない。

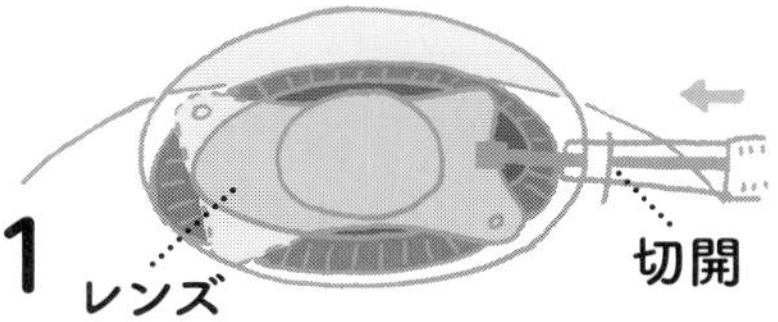
レンズ
切開

1

手術前に点眼薬で麻酔をかけ、ダイヤモンドメスで角膜を3㎜ほど切開し、折りたたんだICL（眼内レンズ）を挿入する。

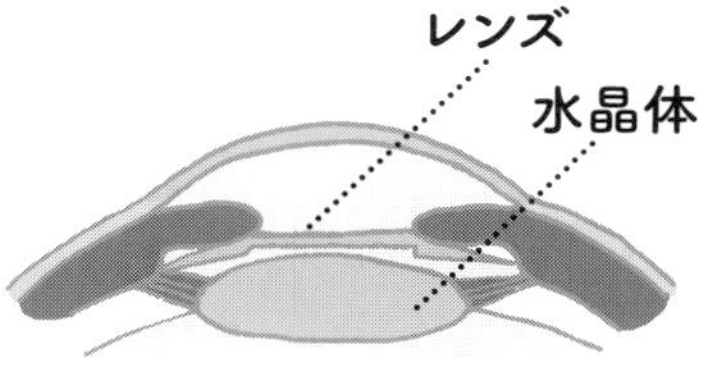
レンズ
水晶体

2

断面図。水晶体を残し、虹彩との間にレンズを入れる。

眼科の検査早わかり

**健康診断や、ふだんの目の診療で行われている
検査について知っていますか?
おなじみのあの検査はこんな目的で行われています。
これらに加え、治療の前には、必要に応じて
最新の眼科検査機器を用いた検査が行われます。**

視力検査

アルファベットのCのような形をした輪（ランドルト環《かん》という）の一部が開いていて、開いている方向を聞きます。確認できる最小の輪のサイズで視力を数値化する検査です。裸眼視力のほか、メガネやコンタクトで矯正した視力も測って、視力の状態を確認します。本人の見え方の検査で、屈折力とは異なることもあります。

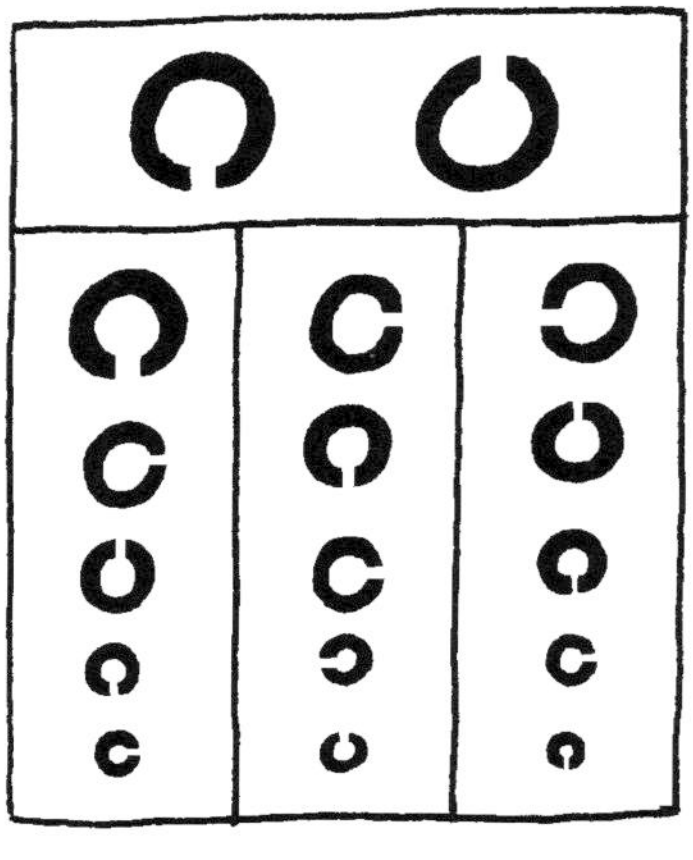

屈折検査

角膜と水晶体とで光が屈折して網膜に像を結びますが、その屈折率を調べます。視力検査が自覚的な見え方に対し、屈折検査は客観的な屈折力がわかります。オートレフケラトメータ（のぞくと気球の見える機械）で遠くの気球にピントを合わせ、赤外線を当てて本来の反射との誤差で調べます。近視・遠視・乱視などの屈折異常があるかどうかや、その強さ（程度）がわかります。

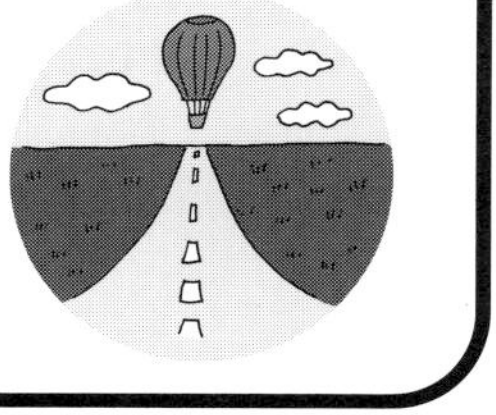

眼圧検査

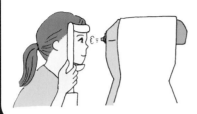

　目の内部の圧力（眼圧）を測る検査で、緑内障の診断、薬や手術による眼圧の変動などを調べます。目に空気を吹きつける「非接触型」と医師による「接触型」があり併用することも。正常値は10～21mmHgとされるが角膜が薄いと数値は低く、日本人は眼圧が低めのため、緑内障の9割は正常眼圧なので、数値は目安です。

視野検査

　視野が欠けていないか調べる検査です。片方の目をカバーし、正面の固視点を見つめ、周辺で明滅する光が見える範囲に光の指標が見つかるかどうかで調べます。静的検査と動的検査があります。緑内障などの目の病気のほか、視神経の異常、脳の異常の検査でも行われます。

眼底検査

　薬（散瞳剤）を用いて瞳孔を開いたままにし、瞳孔を通して、網膜、網膜の血管、視神経の状態などを見るのが眼底検査です。自覚症状のない目の病気が見つかるほか、眼底は人体で唯一血管の状態を直接肉眼で観察することができるポイントなので、高血圧や糖尿病、動脈硬化を見つけることもできる検査です。

細隙灯顕微鏡検査

　細《さい》隙《げき》灯《とう》顕《けん》微《び》鏡《きょう》という特殊な器械で、角膜や水晶体、硝子体、虹彩、角膜と虹彩の間の隅角などを調べる検査です。

※これらの検査に加え、必要に応じて専門の検査が行われます。

後悔しない眼科医選び

目は情報の9割が入り、2つしかない大切な臓器です。目の治療、特に手術では医師の技術力がその後の視力を大きく左右します。よい医師を選ぶためのポイントを紹介します。

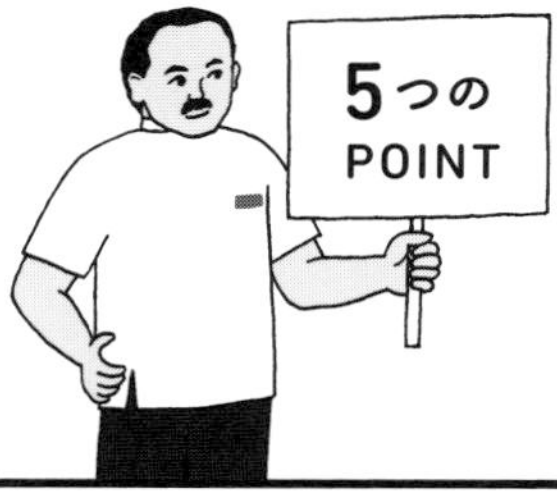

POINT 01

大学病院や大病院だからと安心しない

眼科に限らず、大学病院だから、大病院だから安心だと考える人が多いのですが、それはまちがいです。大学病院で手術を受けたけれど、結果が思わしくなく、私のところに来る患者さんがたくさんいますが、「こんな治療を受けなければ」「もっと早く来てくれれば……」という例をたくさん見てきました。大学病院や総合病院は研修病院でもあり、毎回違う医師が治療を行うこともあります。思うような結果が出ないことのないように、事前にしっかり調べ、手術を受けたいと思える眼科外科医を見つけることが大切です。

POINT 02

眼科の専門医か?

白内障や網膜剥離のような専門領域の治療は、眼科の専門病院でなければ受けられませんが、急激に普及したレーシックや眼内レンズICL手術などの近視矯正手術は美容外科系などでも行っています。

過剰な宣伝や割引を行っているところも少なくないので、しっかり見きわめなければなりません。

一般的になったとはいえ、術後の正しいケアと、万が一の合併症が発症したときに、適切な処置が受けられる、どんな手術もできる眼科外科医を受診すべきです。

POINT 03

検査や手術の設備は最新か?

設備のよさが技術力を示しているわけではありません。たとえ最新機器を導入していても、医師自身に使いこなせる技術や、判断力がなければ、よい治療を受けることはできません。

しかし、少なくとも古い機器で治療を続けている医師よりは、最新の機器に更新し、よりよい治療をする熱意があることは確かです。今は、ホームページなどで、検査や手術についてかなりくわしく調べることができます。事前に確認することは必須事項です。

POINT 04

インターネットを盲信しない

今はなんでもインターネットで調べることができるようになりました。目の病気について、眼科手術のことをインターネットで調べるのは悪いことではないのですが、ランキングサイトや名医サイトなどは、必ずしも正確な情報が出ているとは限りません。また、検索して上位にくるのは実は広告がからんでいることも。良心的な医師は、広告代をかけるなら最新最高の機械をとり入れるほうを選ぶからです。手術がうまくいかず、私のところに助けを求めてくる人も多くいます。インターネットで検索する際には、本書などを参考に、基礎知識を持って正しい情報を選んで判断してください。

POINT 05

体験者の言葉を聞いてみる

身近な人で白内障や緑内障の治療を受けたことがある人の意見を聞いてみるのもいい方法です。ただし、親しい人ひとりに聞くだけではダメ。できるだけ多くの意見を集め、そのうえでネットや書籍で研究するくらいの慎重さが必要です。

私も、以前はテレビに出たり、一般向けの書籍を書いたりするのは「本業外」のことと考えて乗り気ではありませんでしたが、情報不足で後悔している患者さんに多く出会い、発信することの重要性を感じ、テレビ番組や書籍、雑誌などで啓蒙しています。ひとりで判断せず、身をもって体験した人の声にも耳を傾けましょう。

（ウソ？ ホント？ 目のことQ&A）

大事な目のことなのに、うわさや口コミを信じてしまう人がいます。もっともらしい治療法や目のケアについて、眼科専門医の立場で答えます。

Q1 目がかすむけれど忙しいのですが

A 目の症状は気づきにくく、かすんだり、欠けて見えたりしても、しばらくすると治るということも多く、時間のあるときに受診しようと考える人が少なくありません。しかし、その症状が一刻を争う網膜剥離や緑内障の初期ということもあるのです。不調を感じたらすぐ受診が鉄則です。特に片目だけが悪いと、両目で見ているときに気づきにくいです。朝起きたら、右と左と片目ずつで見て、変化がないかを確かめる習慣も身につけてください。

Q2 40代ですが、レーシックを受けたい！

A レーシックのメリットが多いのは30代くらいまででしょう。老眼は案外早くあらわれます。レーシックを受けると近視が治っても近くが見えない老眼症状が早くなるだけです。遠近両用メガネやコンタクトで対応し、白内障が発症する年齢で手術を受け、多焦点眼内レンズをセレクトするほうが効率的。角膜を削る手術を行っていると、白内障手術の際に眼内レンズの度数決定がむずかしくなることもあります。どうしてもというなら、有水晶体レンズ（ICL）を移植して、白内障手術時にとり出します。

Q3 40代向けの目薬は疲れ目に効果的？

A 現代人には疲れ目が増えているせいで、目薬の種類も増える一方です。特に、目の不調があらわれやすい40代、50代に向けて、ビタミンB_{12}、B_6、B_2、A、E、ほかネオスチグミン、アスパラギン酸などが含まれた目薬が市販されています。どうしても目が疲れる、乾燥してゴロゴロするときなどに、一時的に使用するのは問題ありませんが、一番の目の保護成分は涙です。涙を洗い流してしまう目薬を常用するのはかえって逆効果です。

Q4 白内障は初期なら様子を見てもいい?

A 視力が落ちた気がして眼科を受診した人が「初期の白内障です」と言われた場合、眼科医によっては「様子を見てどうしても見えにくくなったら手術をしましょう」と言われることがありますが、受診したなら、すでに症状を感じているはずです。ほうっておいてよくなることは100%ありません。白内障が原因で緑内障を誘発することも非常に多いのです。「まだ若いから」といって様子を見ているうちに緑内障を起こしては元も子もありません。診断されたら、早急に白内障だけでなく緑内障や網膜剝離の手術にも精通した眼科外科医を調べて受診すべきです。

Q5 手術で視力は完全に回復するのか

A 白内障や近視矯正などの手術を受ける人が増えています。見えにくいまま生活するよりきちんと手術を受けるのはいいことですが、手術を受けるとパーフェクトに見えるようになると思っている人が多いのですが、そうではありません。今より格段に快適にはなると約束できますが、完全を期待すると落胆することも。まず、術後の生活でどんな見え方を優先したいかでいくつかの選択肢があるので、医師とよく相談することが大切です。もう1つは以前よりよく見えることをポジティブに受け止めることだと思います。

Q6 メガネをかけると度が進む?

A 近視の人で、メガネをかけると度が進むと考えている人が多いのには驚きます。近視が進むのは眼軸が長くなるためで、メガネは関係ありません。これこそ都市伝説です。視力が悪いのに、矯正をしないと、視力の調節筋に負担をかけ続け、さらに見えなくなります。目の疲労も増えますし、目からの十分な情報が入りません。視力検査をきちんと受け、必要ならメガネをかけることが目の健康を守ります。老眼も同様。加齢を認めたくなくて、見えないのに老眼鏡を使わないと、目に負担がかかるだけでなく、肩こりや頭痛のもとに。視力が落ちると認知力も落ちることも忘れずに。

おわりに

深作眼科には患者さんが日本じゅうだけでなく世界じゅうから来院します。年齢層もお子さんからご高齢のかたまでさまざまです。

手術を受けて視力をとり戻したかたがたから「先天性白内障であきらめていたけれど、25歳で手術を受け、今まで見えなかった信号機が見え、安心して道路を渡れます」「生きる希望を失っていたのが、90歳で手術を受けてから外国語を勉強して海外に行きたくなった」「10歳のとき熱病で視力を失って、70歳の今、角膜移植、白内障と硝子体手術によって見えるようになった。時間はとり戻せないけどこれから日本じゅうを旅したい」「認知症かと思っていた86歳の母が、白内障の手術をしたら、よく見えるようになり、すっかり陽気でおしゃべりになりました」「地元の病院で治療法がないと言われ、盲学校をすすめられていた6歳の娘の目を治してもらい、普通学級へ入学できました」などの、多くの感謝の声をいただくことが、私には一番のご褒美です。これが私自身の日々のエネルギーになっているのです。ただ、正しい知識がないため治療をあきらめたり、まちがった治療で視力を失ったりする人がいなくなるように祈るばかりです。

私はアメリカで眼科修業を始めたときに、「絶対世界一の眼科外科医になろう」と決意しました。若いころから世界じゅうの先達に教えを請うて、いまや眼科の伝説の神となっている医師たちと直接交流することができたのです。その後努力を重ね、ありがたいことにアメリカ眼科学会で最高賞を20回受賞し、２０１７年には歴史上最もすぐれた眼科外科医として欧米の眼科学会から表彰を受け、「クリチンガー・アワード」を受賞しました。

そして、時代はさらに進み、いまやリモート学会で瞬時に世界の先頭を走る医師と経験や知識を共有できるようになり、それを患者さんにも伝えることができるようになりました。

正しい診断と正しい治療が人生を左右するといっても過言ではありません。眼科外科は特別にむずかしい精密外科なのです。私が書いたこの本で、目によい暮らし方と、目の病気の正しい予防と治療を知り、最適な選択をし、生涯最高の視力で１００年の人生を満喫していただきたいと切に願います。

２０２０年11月

深作秀春

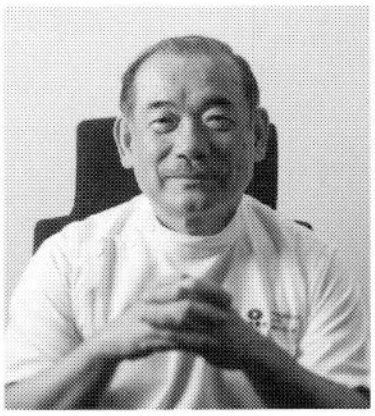

深作秀春《ふかさくひではる》

1953年神奈川県横浜市生まれ。運輸省航空大学校を経て国立滋賀医科大学卒業。横浜市立大学附属病院、昭和大学藤が丘病院などを経て、1988年に深作眼科を開院。アメリカやドイツなどで研鑽を積み、世界的に著名な眼科外科医に。白内障や緑内障などの近代的手術法を開発。米国白内障屈折矯正手術学会（ASCRS）にて常任理事、眼科殿堂選考委員、学術賞審査委員、学会誌編集委員など歴任。ASCRS最高賞をこれまで20回受賞。院長を務める深作眼科は日本最大級の眼科として知られ、現役のスーパードクターとして、これまで総計20万件もの手術を経験。多くの最新手術法を開発し、世界に向けて発表している。画家でもあり絵画個展を多数開催。多摩美術大学大学院修了。日本美術家連盟会員。2017年度世界最高の眼科外科医に贈られる、クリチンガー・アワード受賞。著書に『やってはいけない目の治療』（角川書店）、『視力を失わない生き方』（光文社）、『スーパードクターに学ぶ 一生よく見える目になろう』（主婦の友社）、『眼脳芸術論』（生活の友社）、『世界最高医が教える 目がよくなる32の方法』（ダイヤモンド社）、『裸眼革命』（台湾悦知）、『深作秀春画文集 ARTへの挑戦』（求龍堂）など多数。

世界一《せかいいち》の眼科外科医《がんかげかい》がやさしく教《おし》える

視力《しりょく》を失《うしな》わないために 今《いま》すぐできること

2021年 1 月31日　第1刷発行
2023年 1 月20日　第8刷発行

著　者　深作秀春《ふかさくひではる》

発行者　平野健一
発行所　株式会社主婦の友社
〒141-0021
東京都品川区上大崎3-1-1
目黒セントラルスクエア
電話03-5280-7537（編集）
03-5280-7551（販売）
印刷所　大日本印刷株式会社

ISBN978-4-07-431680-9